|三 网 年 鉴|

上海市细菌耐药、抗菌药物应用和医院感染监测报告

2023年度

衣承东　王明贵　主　编

胡必杰　胡付品　吕迁洲　倪元峰　钟明康　副主编

上海市卫生健康委员会抗菌药物临床应用与管理专家委员会

上海科学技术出版社

图书在版编目（CIP）数据

上海市细菌耐药、抗菌药物应用和医院感染监测报告
. 2023年度 / 衣承东，王明贵主编. -- 上海 : 上海科
学技术出版社，2024. 11. -- ISBN 978-7-5478-6892-8
Ⅰ. R978.1；Q939.107
中国国家版本馆CIP数据核字第2024C8V565号

上海市细菌耐药、抗菌药物应用和医院感染监测报告（2023年度）
衣承东　王明贵　主编

上海世纪出版（集团）有限公司
上海科学技术出版社　出版、发行
（上海市闵行区号景路159弄A座9F-10F）
邮政编码201101　www.sstp.cn
上海光扬印务有限公司印刷
开本 787×1092　1/16　印张 7
字数 95千字
2024年11月第1版　2024年11月第1次印刷
ISBN 978-7-5478-6892-8/R·3137
定价：68.00元

本书如有缺页、错装或坏损等严重质量问题，请向印刷厂联系调换

内 容 提 要

本书详尽记述了2023年上海市细菌真菌耐药监测网、上海市抗菌药物临床应用监测网以及上海市医院感染防控与监测网（简称"三网"）的监测研究成果，简称"2023年度三网年鉴"，内容包括细菌耐药监测、抗菌药物临床应用监测、医院感染监测与防控，并介绍"三网联动"综合评分标准等。

监测报告对上海市2023年"三网"的监测结果进行全面总结、分析。上海市细菌真菌耐药监测网对临床分离菌的耐药状况做了总结报告，数据来自参与该网监测的成员单位，包括58家三级医疗机构和12家二级医疗机构。上海市抗菌药物临床应用监测网收录了338家医疗机构上报的数据，包括58家三级医疗机构、46家二级医疗机构以及234家社区医疗机构。上海市院内感染质量控制中心（上海市医院感染防控与监测网）对各类医疗机构感染防控措施的落实执行等进行了督查，另对上海市眼科手术围术期抗菌药物预防使用、医疗机构内镜终末漂洗用水管理等进行了研究调查。

本书呈现了以上主要内容的医疗数据，内容翔实、可靠，反映了上海最新的细菌耐药、抗菌药物应用、医院感染防控与监测等情况，可供相关临床、科研等人员参考。

编 委 会

主　编
衣承东　王明贵

副主编
胡必杰　胡付品　吕迁洲　倪元峰　钟明康

顾　问（按汉语姓名拼音排序）
高　申　刘皋林　陆　权　倪语星　周　新　朱德妹

编　委（按汉语姓名拼音排序）

班海群	卞晓岚	曹　清	陈尔真	陈　敏	陈轶坚
陈英耀	陈璋璋	高晓东	顾洪安	郭　澄	郭　燕
黄静琳	黄　怡	蒋良芝	冷蓓峥	李　敏	李晓宇
李　屹	李　奕	李智平	廖　赟	林　海	刘　瑛
马　骏	潘　珏	瞿洪平	孙　湛	汪瑞忠	王　斌
王惠英	王剑云	王敬华	王　鹏	王　卓	魏　馨
吴文娟	吴增斌	徐玉敏	许　洁	杨　帆	应春妹
余　红	原永芳	曾　玫	张　泓	张　健	张建中
张　菁	张　群	赵　虎	祝德秋	邹　妮	

秘　书（按汉语姓名拼音排序）
李　颖　应寅清

编者序

2004年，卫生部等部委颁发《抗菌药物临床应用指导原则》（卫医发〔2004〕285号），揭开了我国抗菌药物临床合理应用及管理的序幕。这些年来，我国在抗菌药物管理（以下简称AMS）方面做了大量工作，开展了各类学术活动，AMS领域的理论水平得到极大提高。下一步需要思考的问题是：如何将AMS理论转化为临床实践？如何践行新时代AMS指导下的目标导向的专业化、科学化管理？

上海于2017年成立"上海市卫生计生委抗菌药物临床应用与管理专家委员会"（专委会于2019年6月更名为上海市卫生健康委员会抗菌药物临床应用与管理专家委员会，以下简称"专委会"），旨在发挥上海市细菌感染诊疗相关临床科室、临床微生物、临床药学、医院感染防控、行政管理等多部门、多学科专家的优势，提高抗菌药物临床应用水平，加强医疗机构抗菌药物临床应用管理，保障医疗质量和医疗安全。

专委会成立后，在上海开创性地开展"三网联动"，将上海市细菌真菌耐药监测网、上海市抗菌药物临床应用监测网及上海市医院感染防控与监测网（以下简称"三网"）的数据加以整合，加强多学科人员的交流与合作，以提高监测数据的分析与利用效率，积极防控耐药菌感染。专委会成立以来，通过"三网联动"做了一系列探索性工作，循序渐进地开展抗菌药物合理用药及管理，将 AMS 的政策落地，受到多方关注。从 2017 年起，专委会编撰了"上海市细菌耐药、抗菌药物应用和医院感染监测报告"，将"三网"的监测数据整合在一起，形成"三网年鉴"，业界反馈良好。2018 年起，上述 3 个监测网每年联合召开年度总结会，分析监测数据，使参会人员对 3 个监测网的数据有一个全面的了解，同时加强了多学科专业人员的交流、沟通。

从 2018 年起，专委会建立了 4 个权重指数的评分标准：复合指标、细菌耐药权重指数、抗菌药物使用权重指数与医院感染权重指数，以期客观评价各医疗机构的相关指标，便于同级医院的横向比较。每年对评分标准做必要的更新，刊登于最新的监测报告中。依据评分标准，对医疗机构进行打分，实地督导。2019—2020 年，专委会组织多学科专家对所有列入三网的上海市 57 家医疗机构进行了第 1 轮实地督导，每个小组由 5 名多学科成员组成，每家医疗机构督导半天。2021—2022 年对 52 家医疗机构进行了第 2 轮督导。根据监测网的数据，找出主要问题，多学科专家实地考察后提出针对性的具可行性的整改、提升方案。督导的出发点是根据监测数据反映的问题，利用多学科的力量真心实意地协助被督导单位提升 AMS 水平，因而也受到被督导单位领导及专家的欢迎。

本监测报告对上海市 2023 年"三网"的监测结果进行如下全面总结和分析：

上海市细菌真菌耐药监测网对临床分离菌的耐药状况做了总结报告，数据来自参与该网监测的成员单位，包括 58 家三级医疗机构和 12 家二级医疗机构。上海市抗菌药物临床应用监测网收录了 338 家医疗机构上报的数据，包括 58 家三级医疗机构、46 家二级医疗机构以及 234 家社区医疗机构。上海市院内感染质量控制中心（上海市医院感染防控与监测网）对各类医疗机构感染防控措施的落实执行等进行了督查，另对上海市眼科手术围术期抗菌药物预防使用、医疗机构内镜终末漂洗用水管理等进行了研究调查。

  我们坚信在多学科专家的共同努力下，我国的抗菌药物合理应用水平一定会得到提高，细菌耐药一定能得到遏制！

上海市卫生健康委员会抗菌药物临床应用与管理专家委员会
2024 年 10 月

目　　录

第一篇　细菌耐药监测报告 / 01

一、材料与方法 / 04
（一）材料 / 04
（二）方法 / 04

二、结果 / 06
（一）细菌分布 / 06
（二）耐药菌检出率 / 08
（三）革兰阳性球菌对抗菌药物的敏感性 / 09
（四）革兰阴性杆菌对抗菌药物的敏感性 / 13

三、小结 / 21

四、资讯分享：耐药监测数据在线平台 CHINET 数据云 / 22

五、新书出版 / 24

第二篇　抗菌药物临床应用监测报告 / 27

一、2023 年上海市三级医疗机构抗菌药物临床使用数据 / 29

（一）资料与方法 / 29

（二）结果 / 31

二、2023 年上海市二级医疗机构抗菌药物临床使用数据 / 38

（一）资料与方法 / 38

（二）结果 / 39

三、2023 年上海市社区医疗机构抗菌药物临床使用数据 / 45

（一）资料与方法 / 45

（二）结果 / 45

四、抗菌药物临床应用监测结果讨论 / 56

（一）二级医疗机构和三级医疗机构 / 56

（二）社区医疗机构 / 57

第三篇　医院感染监测与防控报告 / 59

一、培训开展情况和效果 / 61

（一）医院感染管理岗位培训班 / 61

（二）全国学术年会 / 61

（三）其他学术培训班 / 62

二、督查工作的组织开展情况 / 62

（一）年度质控督查 / 62

（二）承担保健质控院感组督查 / 63

（三）上海市"三网联动"联合督查 / 63

三、特色工作 / 64

（一）信息化建设情况 / 64

（二）推动提高抗菌药物治疗前病原学送检率 / 64

（三）推动导管相关血流感染防控系列工作 / 65
（四）质控调查 / 65
（五）科研调查 / 65

四、常规监测工作 / 77

（一）ICU 目标性监测 / 78
（二）围术期抗菌药物预防用药监测 / 79
（三）血培养送检率调查 / 80
（四）手卫生用品耗量监测 / 80
（五）手卫生依从性监测 / 81
（六）医院感染现患率调查 / 82

第四篇 "三网联动"综合评分标准 / 85

一、复合指标 / 87

（一）感染病诊治多学科专业队伍建设（45 分）/ 87
（二）抗菌药物采购目录优化（45 分）/ 88
（三）规范 β-内酰胺类抗菌药物皮试（10 分）/ 91

二、细菌耐药权重指数 / 92

（一）标本质量分值（50 分）/ 92
（二）耐药程度（50 分）/ 93

三、抗菌药物使用权重指数 / 94

（一）基础分值（27 分）/ 94
（二）综合性医院抗菌药物管理指标分值（20 分）/ 95
（三）重点监测抗菌药物分值（53 分）/ 95

四、医院感染权重指数 / 96

（一）基础分值（20 分）/ 96
（二）监测权重分值（80 分）/ 97

上海市细菌耐药、抗菌药物应用和医院感染监测报告（2023年度）

第一篇
细菌耐药监测报告

三网年鉴

上海市细菌真菌耐药监测网
上海市抗菌药物临床应用监测网
上海市医院感染防控与监测网

2024年5月17日，世界卫生组织（WHO）发布了更新版本的《2024年细菌类重点病原体目录》，将碳青霉烯类耐药肠杆菌目细菌（Carbapenem-resistant Enterobacterales, CRE）和碳青霉烯类耐药鲍曼不动杆菌（Carbapenem-resistant *Acinetobacter baumannii*, CRAB）列为关键优先级，碳青霉烯类耐药铜绿假单胞菌（Carbapenem-resistant *Pseudomonas aeruginosa*, CRPA）调整为高优先级。为控制细菌耐药性的发展，早在1988年，在世界卫生组织（WHO）细菌耐药性监测专题组的支持下，我国卫生部组建由中国药品生物制品检定所和复旦大学附属华山医院（原上海医科大学附属华山医院）抗生素研究所负责的北京和上海地区细菌耐药性监测网。2005年卫生部、国家中医药管理局和解放军总后卫生部联合建立了全国抗菌药物临床应用监测网和细菌耐药监测网。2009年，上海市卫生局正式批复成立"上海市细菌耐药监测网"，复旦大学附属华山医院抗生素研究所具体负责"上海市细菌耐药监测网"的日常运行。复旦大学附属华山医院抗生素研究所是我国最早开展细菌耐药性监测工作的单位之一。经过30多年的积累，目前已形成一套较为成熟、可靠的细菌耐药性监测工作体系及合理的团队建设。

2017年5月，为进一步规范和推动上海市细菌真菌耐药监测工作，根据《关于进一步做好全国合理用药监测、上海市抗菌药物临床应用监测网和细菌耐药监测网相关工作的通知》（沪卫医政〔2009〕25号）、《国家卫生计生委办公厅关于提高二级以上综合医院细菌真菌感染诊疗能力的通知》（国卫办医函〔2016〕1281号）等文件精神，在"上海市细菌耐药监测网"现有工作的基础上，增加真菌耐药监测的工作职责，更名为"上海市细菌真菌耐药监测网"，是我国第一个同时监测细菌和真菌耐药性的省级监测网络。

2022年，上海市细菌真菌耐药监测网在全国率先成立首批8家药敏试验参考实验室，旨在提高微生物实验室的药敏试验标准化和规范化能力、协助临床抗感染治疗和解决现有耐药监测问题，最终建立我们国家的抗微生物药敏试验执行标准和相关规范体系。

2023年上海市细菌真菌耐药监测网共含58家三级医疗机构（包含16家近年来通过"二升三"评审的三级乙等综合医院）和12家二级医疗机构。现将2023年上海市细菌耐药监测的材料方法以及监测结果报道如下。

一、材料与方法

（一）材料

细菌：收集2023年1月1日—12月31日上海市细菌真菌耐药监测网70家医疗机构（同一家医疗机构不同院区经单独考核合格后入网）的非重复临床分离株，按上海市细菌真菌耐药监测统一方案进行细菌对抗菌药物的敏感性试验，剔除非无菌体液标本分离的凝固酶阴性葡萄球菌和α-溶血性链球菌。

（二）方法

1. 药物敏感性试验

按照2023年版美国临床和实验室标准化协会（Clinical and Laboratory Standards Institute, CLSI）M100-Ed33文件推荐的标准[1]，采用纸片扩散法或商品化药敏试验自动测试仪（机器法）对细菌进行抗菌药物的敏感性测定。替加环素采用美国食品药品监督管理局（FDA）推荐的判断标准[2]。黏菌素和多黏菌素B采用欧洲抗菌药物敏感性试验委员会（EUCAST）推荐的判断标准[3]。药敏试验质控菌株为金黄色葡萄球菌 ATCC 25923（纸片法）和 ATCC 29213（MIC法）、大肠埃希菌 ATCC 25922、铜绿假单胞菌 ATCC 27853、肺炎链球菌 ATCC 49619 和流感嗜血杆菌 ATCC 49766。

2. β-内酰胺酶检测

采用头孢硝噻吩试验检测流感嗜血杆菌和卡他莫拉菌中的β-内酰胺酶。大肠埃希菌、肺炎克雷伯菌、产酸克雷伯菌和奇异变形杆菌中的 ESBLs 菌株的检测采用王鹏等2011年描述关于对第三代头孢菌素的耐药率可推测大肠埃希菌、肺炎克雷伯菌等菌株产超广谱β-内酰胺酶（Extended-spectrum β-lactamases, ESBLs）的报道[4]。

3. 青霉素不敏感肺炎链球菌的检测

肺炎链球菌青霉素不敏感株，包括青霉素中介肺炎链球菌（Penicillin-intermediated *Streptococcus pneumoniae*, PISP）和青霉素耐药肺炎链球菌（Penicillin-resistant *Streptococcus pneumoniae*, PRSP）。按2023年 CLSI M100-Ed33 文件要求[1]，如1 μg/片苯唑西林纸片法抑菌圈直径≥20 mm，为青霉素敏感肺炎链球菌（Penicillin-susceptible *Streptococcus pneumoniae*, PSSP）；如抑菌圈直径≤19 mm，采用梯度稀释条或稀释法测定青霉素最低抑菌浓度（Minimal Inhibitory Concentration, MIC）。

4. 糖肽类或噁唑烷酮类不敏感革兰阳性球菌的检测

对常规药敏试验显示万古霉素、利奈唑胺或替考拉宁不敏感的革兰阳性球菌，按CLSI要求对细菌进行重新鉴定确认以及采用MIC法测定万古霉素、利奈唑胺或替考拉宁的MIC值。部分菌株采用PCR法确认万古霉素的耐药基因型。

5. 碳青霉烯类耐药革兰阴性菌的检测

碳青霉烯类耐药革兰阴性菌称CRO菌株，包括CRE、CRPA和CRAB。其中CRE定义为对亚胺培南、美罗培南或厄他培南中任一种碳青霉烯抗生素耐药者，或有明确碳青霉烯酶检测证据者[5]；其中，变形杆菌属、普罗威登菌属和摩根摩根菌等细菌需参考除亚胺培南以外的其他碳青霉烯类抗菌药物的药敏结果。铜绿假单胞菌和鲍曼不动杆菌中对亚胺培南或美罗培南耐药者即为碳青霉烯类耐药菌株。

6. 人群分类

儿童分离株指分离自年龄＜18岁患者的临床分离菌株；成人分离株指分离自年龄≥18岁患者的临床分离菌株。

7. 数据统计分析

参与本监测网的各医院将数据上传至中国细菌耐药监测网（CHINET）数据云网站（www.chinets.com）进行处理后生成统一的dbf格式数据文件，统计分析采用WHONET 5.6软件（2022-07-18版本），同时采用WHONET 2022软件（2022-08-10版本）对升级转换的sqlite格式数据文件进行同步分析。

二、结　果

（一）细菌分布

2023年共收集临床分离株265 641株，其中革兰阳性菌和革兰阴性菌分别占26.3%（69 987/265 641）和73.7%（195 654/265 641）。住院患者和门急诊患者分离的菌株分别占85.9%（228 061/265 641）和14.1%（37 580/265 641）。这些菌株中分离自痰液等呼吸道分泌物的占38.9%，其次为尿液29.5%、血液8.2%、伤口脓液6.4%、脑脊液及其他无菌体液5.7%、生殖道分泌物1.0%、粪便0.5%和其他标本9.7%。分离占比最多的前2位肠杆菌目细菌为大肠埃希菌（19.1%）和肺炎克雷伯菌（16.8%）。分离较多的不发酵糖革兰阴性杆菌依次为铜绿假单胞菌（9.2%）、鲍曼不动杆菌（7.8%）和嗜麦芽窄食单胞菌（3.5%）。革兰阳性菌中最多见者依次为金黄色葡萄球菌（8.0%）、粪肠球菌（6.3%）、屎肠球菌（4.6%）和无乳链球菌（1.8%）。265 641株细菌中主要细菌菌种分布见表1-1。

表1-1 耐药监测菌种分布

细　菌	株数（株）	占比（%）
大肠埃希菌	50 748	19.1
肺炎克雷伯菌	44 681	16.8
铜绿假单胞菌	24 460	9.2
金黄色葡萄球菌	21 368	8.0
鲍曼不动杆菌	20 637	7.8
粪肠球菌	16 756	6.3
屎肠球菌	12 209	4.6
嗜麦芽窄食单胞菌	9 322	3.5
阴沟肠杆菌	7 808	2.9
奇异变形杆菌	7 183	2.7
凝固酶阴性葡萄球菌[a]（表皮葡萄球菌除外）	5 981	2.3
B组乙型溶血性链球菌（β-溶血性链球菌）	4 711	1.8
表皮葡萄球菌[a]	3 214	1.2
产气克雷伯菌	3 422	1.3
黏质沙雷菌	3 084	1.2
流感嗜血杆菌	2 550	1.0
摩根摩根菌	2 008	0.8
产酸克雷伯菌	2 219	0.8
弗劳地柠檬酸杆菌	1 532	0.6
其他细菌	21 748	8.2
合计	265 641	100.0

注：[a]分离自血液、脑脊液和其他无菌体液

（二）耐药菌检出率

1. 甲氧西林耐药葡萄球菌

21 368株金黄色葡萄球菌中甲氧西林耐药金黄色葡萄球菌（MRSA）的检出率为44.7%。3 214株凝固酶阴性葡萄球菌中，甲氧西林耐药表皮葡萄球菌（MRSE）的检出率为80.7%（2 595/3 214），其他甲氧西林耐药凝固酶阴性葡萄球菌（MRCNS）检出率为75.3%（4 429/5 883）。

2. 利奈唑胺耐药菌

2 595株甲氧西林耐药表皮葡萄球菌（MRSE）对利奈唑胺耐药率为0.2%。其他甲氧西林耐药凝固酶阴性葡萄球菌（MRCNS）和其他甲氧西林敏感凝固酶阴性葡萄球菌（MSCNS）对利奈唑胺耐药率分别为0.6%和0.1%。粪肠球菌和屎肠球菌对利奈唑胺耐药率分别为1.7%和0.2%。

3. 万古霉素耐药肠球菌

16 756株粪肠球菌中未发现万古霉素耐药菌株，12 209株屎肠球菌的万古霉素耐药率为0.5%。

4. PRSP

13株脑脊液分离肺炎链球菌中为1株青霉素敏感株和12株青霉素耐药株。1 476株非脑膜炎肺炎链球菌中64.8%分离自儿童，34.8%分离自成人。其中儿童PRSP占0.8%，成人PRSP占5.9%。

5. 头孢噻肟（或头孢曲松）耐药肠杆菌目细菌

大肠埃希菌、肺炎克雷伯菌和奇异变形杆菌对第三代头孢菌素（头孢噻肟或头孢曲松）的耐药株率分别为50.4%（25 593/50 748）、42.0%（18 785/44 681）和49.7%（3 569/7 183）。

6. 碳青霉烯类耐药革兰阴性杆菌

肠杆菌目细菌中碳青霉烯类耐药菌株（CRE）的检出率为12.5%（16 122/128 569），而其中检出率最高者为碳青霉烯耐药肺炎克雷伯菌（CRKP），达26.7%（11 927/44 681）。16 122株CRE中肺炎克雷伯菌分离率为74.0%（11 927/16 122），大肠埃希菌为7.8%（1 243/16 122），阴沟肠杆菌为5.6%（916/16 122），黏质沙雷菌为3.1%（374/16 122），产气克雷伯菌为1.3%（163/16 122）。鲍曼不动杆菌中CRAB的检出率为61.7%（12 724/20 637），铜绿假单胞菌中CRPA的检出率为24.0%（5 870/24 460）。

（三）革兰阳性球菌对抗菌药物的敏感性

1. 葡萄球菌属

甲氧西林耐药株（MRSA、MRSE和其他MRCNS）对受试抗菌药物的耐药率均显著高于甲氧西林敏感株（MSSA、MSSE和其他MSCNS）；但MRSA对甲氧苄啶/磺胺甲噁唑的耐药率略低于MSSA（3.6%对6.0%）。3种葡萄球菌的MR菌株显示对庆大霉素和克林霉素的耐药率高，且MRSA高于MRSE和其他MRCNS；对红霉素的耐药率MRSA高于MRSE，但低于其他MRCNS；对左氧氟沙星的耐药率亦高，但MRSA低于MRSE和其他MRCNS；MRSE对甲氧苄啶/磺胺甲噁唑的耐药率明显高于MRSA（39.9%对3.6%）和其他MRCNS（39.9%对22.8%）。3种葡萄球菌包括MR和MS菌株对利福平的耐药率低，均≤11.1%。3种葡萄球菌的MS株除对红霉素的耐药率高外，对其他受试抗菌药的耐药率低（≤16.2%）。葡萄球菌属中未发现万古霉素耐药株，但已发现个别凝固酶阴性葡萄球菌对利奈唑胺的耐药株。详见表1-2。

2. 肠球菌属

粪肠球菌和屎肠球菌分别占肠球菌属细菌的55.1%（16 756/30 409）和40.1%（12 209/30 409），另外4.8%为其他肠球菌属细菌。其中，屎肠球菌对氨苄西林和呋喃妥因的耐药率均较粪肠球菌高（91.7%对2.8%和56.3%对3.6%）；粪肠球菌对磷霉素（尿液分离菌）的耐药率较低，为4.9%；两者对高浓度庆大霉素的耐药率分别为37.1%和40.4%（表1-3）。粪肠球菌中未发现万古霉素的耐药株，但有0.5%的屎肠球菌对万古霉素

表1-2 葡萄球菌属对各种抗菌药物的耐药率和敏感率（%）

抗菌药物	MRSA (n=9 541) R[b]	MRSA (n=9 541) S[b]	MSSA (n=11 843) R	MSSA (n=11 843) S	MRSE (n=2 595) R	MRSE (n=2 595) S	MSSE (n=619) R	MSSE (n=619) S	其他MRCNS[a] (n=4 426) R	其他MRCNS[a] (n=4 426) S	其他MSCNS[a] (n=1 465) R	其他MSCNS[a] (n=1 465) S
青霉素	100.0	0.0	79.2	20.8	100.0	0.0	50.5	49.5	100.0	0.0	62.0	38.0
苯唑西林	100.0	0.0	0.0	100.0	100.0	0.0	0.0	100.0	100.0	0.0	0.0	100.0
庆大霉素	31.2	66.6	2.8	95.9	16.5	73.9	2.6	93.6	25.6	64.2	0.5	97.9
利福平	1.9	96.2	0.4	99.3	4.1	95.8	1.6	98.4	11.1	88.5	0.3	99.3
左氧氟沙星	54.3	44.6	11.9	87.1	56.2	41.5	16.2	83.5	75.8	23.3	9.5	89.3
甲氧苄啶/磺胺甲噁唑	3.6	96.4	6.0	94.0	39.9	60.1	19.0	81.0	22.8	77.2	4.0	96.0
克林霉素	50.3	48.5	8.9	90.5	23.3	76.1	12.4	86.6	30.0	68.8	8.0	90.9
红霉素	69.4	30.0	31.6	67.1	66.6	32.3	49.2	49.5	81.4	17.1	49.1	49.7
利奈唑胺	0.0	100.0	0.0	100.0	0.2	99.8	0.0	100.0	0.6	99.4	0.1	99.9
万古霉素	0.0	100.0	0.0	100.0	0.0	100.0	0.0	100.0	0.0	100.0	0.0	100.0

注：[a] 不含路邓葡萄球菌、表皮葡萄球菌、假中间葡萄球菌和施氏葡萄球菌、葡萄球菌和其他凝固酶阴性葡萄球菌；表皮葡萄球菌分离自血液、脑脊液和其他无菌体液；MRSA，甲氧西林耐药金黄色葡萄球菌；MSSA，甲氧西林敏感金黄色葡萄球菌；MRSE，甲氧西林耐药表皮葡萄球菌；MSSE，甲氧西林敏感表皮葡萄球菌；MRCNS，甲氧西林耐药凝固酶阴性葡萄球菌；MSCNS，甲氧西林敏感凝固酶阴性葡萄球菌。[b] 耐药率（Resistant Rates），简称R；敏感率（Susceptible Rates），简称S，下同。

表 1-3 粪肠球菌和屎肠球菌对抗菌药物的耐药率和敏感率（%）

抗菌药物	粪肠球菌（n=16 756）		屎肠球菌（n=12 209）	
	R	S	R	S
氨苄西林	2.8	97.2	91.7	8.3
高浓度庆大霉素	40.4	59.6	37.1	62.9
左氧氟沙星	43.9	55.0	91.3	6.5
磷霉素[a]	4.9	91.8	25.2	65.4
呋喃妥因	3.6	94.2	56.3	25.8
利奈唑胺	1.7	97.3	0.2	99.7
万古霉素	0.0	100.0	0.5	99.5
替考拉宁	0.5	99.5	1.9	97.9

注：[a]指针对泌尿道标本分离株

耐药；亦发现1.7%的粪肠球菌和0.2%的屎肠球菌是利奈唑胺耐药株；但均未发现两菌对万古霉素和利奈唑胺的交叉耐药菌株。万古霉素和利奈唑胺耐药菌株经E试验法复核确认，部分菌株用PCR方法检测基因型。

3. 肺炎链球菌

1 489株肺炎链球菌中1 476株为非脑脊液分离株；另有13株为脑脊液分离株。脑脊液分离株中7株分离自儿童、6株分离自成人。儿童脑脊液肺炎链球菌均为青霉素耐药菌株，成人脑脊液肺炎链球菌中有1株青霉素敏感株和5株青霉素耐药株。非脑膜炎肺炎链球菌中分离自儿童患者956株（青霉素药敏936株），其中PSSP、PISP和PRSP的检出率分别为96.2%、3.0%、0.8%；分离自成人患者520株（青霉素药敏458株），PSSP、PISP和PRSP分别为92.6%、1.5%、5.9%（表1-4）。药敏试验结果显示，儿童株和成人株对红霉素、克林霉素和甲氧苄啶-磺胺甲噁唑耐药率均较高。儿童患者分离的PSSP株中出现少数左氧氟沙星的耐药株，但明显低于成人株（0.4%对7.4%）。未发现万古霉素和利奈唑胺耐药株（表1-5）。

表 1-4　患者非脑膜炎肺炎链球菌的分布

细菌	儿童分离株						成人分离株					
	2021 年		2022 年		2023 年		2021 年		2022 年		2023 年	
	株数（株）	占比（%）	株数（株）	占比（%）	株数（株）	占比（%）	株数（株）	占比（%）	株数（株）	占比（%）	株数（株）	占比（%）
PSSP	968	95.0	351	96.7	900	96.2	435	95.2	292	92.4	424	92.6
PISP	38	3.7	6	1.7	28	3.0	9	2.0	5	1.6	7	1.5
PRSP	13	1.3	6	1.7	8	0.8	13	2.8	19	6.0	27	5.9
合计	1 019	100.0	363	100.0	936	100.0	457	100.0	316	100.0	458	100.0

注：PSSP，青霉素敏感肺炎链球菌；PISP，青霉素中介肺炎链球菌；PRSP，青霉素耐药肺炎链球菌

表 1-5　肺炎链球菌对抗菌药物的耐药率和敏感率（%）

抗菌药物	非脑膜炎儿童分离株						非脑膜炎成人分离株					
	PSSP (n=900)		PISP (n=28)		PRSP (n=8[a])		PSSP (n=424)		PISP (n=7[a])		PRSP (n=27)	
	R	S	R	S	R	S	R	S	R	S	R	S
青霉素	0.0	100.0	0.0	0.0	8	0	0.0	100.0	0	0	100.0	0.0
左氧氟沙星	0.4	99.3	0.0	100.0	0	8	7.4	91.8	3	4	14.8	85.2
莫西沙星	0.0	100.0	0.0	100.0	0	6	3.2	95.9	0	1	0.0	100.0
甲氧苄啶-磺胺甲噁唑	64.3	27.3	89.3	3.6	2	1	50.9	39.2	5	0	96.3	3.7
克林霉素	95.0	4.9	96.4	3.6	4	3	75.3	23.1	6	0	100.0	0.0
红霉素	97.5	2.0	100.0	0	8	0	81.5	16.5	7	0	100.0	0.0
利奈唑胺	0.0	100.0	0.0	100.0	0	8	0.0	100.0	0	7	0.0	100.0
万古霉素	0.0	100.0	0.0	100.0	0	8	0.0	100.0	0	7	0.0	100.0

注：[a] 表示总株数不满 10 株，仅列出菌株数，不计算百分率；PSSP，青霉素敏感肺炎链球菌；PISP，青霉素中介肺炎链球菌；PRSP，青霉素耐药肺炎链球菌

4. 溶血性链球菌

5 716株β-溶血性链球菌中A、B、C各组β-溶血性链球菌分别为539、4 711和466株；血液或脑脊液等无菌体液标本中的α-溶血性链球菌1 722株。未发现对青霉素耐药的β-溶血性链球菌，但5.3%的α-溶血性链球菌对青霉素耐药。各组链球菌属对红霉素和克林霉素的耐药率均超过40.0%。除外B组β-溶血性链球菌对左氧氟沙星的耐药率为35.7%，其他β-溶血性链球菌对左氧氟沙星均高度敏感。未发现对万古霉素和利奈唑胺耐药的链球菌属细菌（表1-6）。

表1-6　链球菌属对抗菌药物的耐药率和敏感率（%）

抗菌药物	α-溶血性链球菌 (n=1 722)		β-溶血性链球菌					
			A组 (n=539)		B组 (n=4 711)		C组 (n=466)	
	R	S	R	S	R	S	R	S
青霉素	5.3	76.6	0.0	100.0	0.0	100.0	0.0	100.0
头孢曲松	11.6	81.6	0.0	100.0	0.0	100.0	0.0	97.9
左氧氟沙星	18.8	78.3	1.3	98.0	35.7	63.3	2.9	92.9
克林霉素	42.8	55.5	89.0	9.5	45.5	51.1	46.9	48.7
红霉素	47.1	42.5	90.8	7.3	64.8	28.2	58.6	36.3
利奈唑胺	0.0	100.0	0.0	100.0	0.0	100.0	0.0	100.0
万古霉素	0.0	100.0	0.0	100.0	0.0	100.0	0.0	100.0

（四）革兰阴性杆菌对抗菌药物的敏感性

1. 肠杆菌目细菌

肠杆菌目中的大肠埃希菌对第三代头孢菌素（头孢曲松或头孢噻肟）的耐药率为51.2%或51.3%；对亚胺培南、美罗培南和厄他培南等3种耐药的碳青霉烯类耐药大肠埃希菌（CREC）菌株的检出率为2.4%。此外大肠埃希菌有半数或以上的菌株对氨苄西林、哌拉西林、头孢唑林、头孢呋辛和喹诺酮类耐药，对酶抑制剂复方制剂如哌拉西林-他唑巴坦、头孢哌酮-舒巴坦和头孢他啶-阿维巴坦敏感，细菌耐药率≤8.4%，但对氨苄西林-舒巴坦的耐药率为32.7%。尿液标本中分离的大肠埃希菌对磷霉素的耐药率为7.6%。克雷伯菌属中有88.4%为肺炎克雷伯菌。其对第三代头孢菌素（头孢曲松或头孢噻肟）的耐药率为40.6%或43.8%，对3种碳青霉烯类抗生素的耐药率18.2%～23.9%，是肠杆菌目各菌属中最高者。其他肠杆菌目细菌对碳青霉烯类抗生素的耐药率大多在10.2%或以下（表1-7）。肠杆菌目细菌对阿米卡星的耐药率低（≤15.9%），但大肠埃希菌、克雷伯菌属和变形杆菌属几乎有1/3的菌株对庆大霉素的耐药，其他菌属的耐药率≤13.7%。除这3种肠杆菌目细菌外，其他受试的肠杆菌目细菌中约25%对喹诺酮类药物耐药。除变形杆菌属、沙雷菌属和摩根菌属外，其他肠杆菌目细菌对替加环素和多黏菌素（黏菌素和多黏菌素B）的耐药率为0.0%～3.4%。大多肠杆菌目细菌对头孢他啶-阿维巴坦敏感，细菌耐药率除肠杆菌属和柠檬酸杆菌属分别为27.3%和13.9%外，其他耐药率≤6.8%。肠杆菌目细菌对阿米卡星的耐药率低（≤15.9%），但大肠埃希菌、克雷伯菌属和变形杆菌属几乎有1/3的菌株对庆大霉素耐药，其他菌属的耐药率≤13.7%。除这3种肠杆菌目细菌外，其他受试的肠杆菌目细菌中约25%对喹诺酮类药物耐药。沙门菌属细菌对氨苄西林的耐药率≥85.9%，对头孢曲松的耐药率低，为≤21.4%。鼠伤寒沙门菌对头孢曲松、氯霉素以及甲氧苄啶-磺胺甲噁唑的耐药率均高于肠炎沙门菌（表1-8）。128 569株肠杆菌目细菌对常用抗菌药物的耐药率和敏感率见表1-9。其中，细菌对多黏菌素（黏菌素和多黏菌素B）、阿米卡星、头孢他啶-阿维巴坦和替加环素的敏感性最高，为89.8%～92.8%，对美罗培南、亚胺培南、哌拉西林-他唑巴坦和头孢哌酮-舒巴坦的耐药率分别为11.6%、12.2%、18.8%和14.5%。

表 1-7 肠杆菌目细菌对抗菌药物的耐药率和敏感率（%）

抗菌药物	大肠埃希菌 (n=50 748)		克雷伯菌属 (n=50 528)		肠杆菌属 (n=8 447)		变形杆菌属 (n=8 187)		沙雷菌属 (n=3 396)		柠檬酸杆菌属 (n=2 960)		摩根菌属 (n=2 045)	
	R	S	R	S	R	S	R	S	R	S	R	S	R	S
氨苄西林	84.0	14.2	95.0	1.1	91.9	4.1	71.1	28.2	92.1	3.7	88.0	5.7	98.4	1.1
哌拉西林	71.3	24.9	49.8	41.4	29.4	66.3	30.3	61.3	18.5	80.6	31.2	64.8	17.3	79.8
头孢哌酮-舒巴坦	5.5	89.3	26.8	70.3	16.2	77.8	1.7	95.9	9.7	86.5	7.9	86.1	3.4	89.0
头孢他啶-阿维巴坦	6.8	93.2	6.6	93.4	27.3	72.7	3.4	96.6	4.8	95.2	13.9	86.1	2.0	98.0
氨苄西林-舒巴坦	32.7	56.6	42.8	53.4	69.9	24.4	30.5	61.3	81.0	14.9	39.4	57.0	51.7	33.7
哌拉西林-他唑巴坦	8.4	89.7	31.6	65.2	25.9	70.8	3.7	95.0	13.5	82.8	18.3	73.8	5.5	92.1
头孢唑林	60.4	28.1	51.2	40.4	97.3	1.6	68.8	18.3	99.1	0.7	67.7	26.7	99.1	0.6
头孢呋辛	53.2	44.0	44.3	53.3	49.1	41.0	61.1	38.1	92.4	2.5	41.3	53.2	88.3	5.3
头孢他啶	23.9	67.3	36.0	62.0	33.7	64.6	19.7	78.4	8.3	86.9	25.3	73.5	14.1	80.6
头孢曲松	51.2	48.3	40.6	59.0	37.7	60.0	45.1	53.1	16.6	82.1	30.0	69.1	12.4	82.9
头孢噻肟	51.3	47.5	43.8	54.4	41.1	53.6	47.4	51.0	28.9	64.7	28.8	66.7	24.2	68.9
头孢吡肟	26.9	64.8	31.8	66.3	15.8	78.8	18.2	69.7	7.0	86.8	8.5	88.1	4.0	91.2
头孢西丁	11.7	83.5	36.3	61.4	95.0	4.0	5.4	90.2	47.7	25.8	58.2	39.9	21.4	39.1
亚胺培南	2.2	97.6	23.6	75.5	9.7	88.5	9.3	77.0	11.7	85.0	5.1	93.7	13.6	54.0

（续表）

抗菌药物	大肠埃希菌 (n=50 748)		克雷伯菌属 (n=50 528)		肠杆菌属 (n=8 447)		变形杆菌属 (n=8 187)		沙雷菌属 (n=3 396)		柠檬酸杆菌属 (n=2 960)		摩根菌属 (n=2 045)	
	R	S	R	S	R	S	R	S	R	S	R	S	R	S
美罗培南	2.3	97.5	23.9	75.7	9.8	89.6	1.2	98.2	11.0	88.8	5.2	94.5	1.7	97.8
阿米卡星	4.8	92.3	15.9	83.9	1.9	96.8	4.7	93.6	2.4	96.5	1.3	98.5	1.3	98.4
庆大霉素	29.7	69.2	26.6	71.9	10.4	87.5	28.2	58.6	5.0	94.0	10.9	88.1	13.7	80.8
环丙沙星	63.7	28.6	42.5	52.9	24.0	70.1	54.1	41.7	19.0	77.0	23.5	69.3	43.1	51.3
左氧氟沙星	58.0	25.4	35.0	56.1	19.5	70.3	47.7	50.0	14.4	78.7	18.7	70.3	25.2	57.7
甲氧苄啶-磺胺甲噁唑	43.6	56.4	28.9	71.1	17.3	82.7	60.3	39.6	3.6	96.4	15.7	84.3	37.1	62.9
磷霉素[a]	7.6	91.0	22.4	69.5	11.4	83.3	35.1	60.3	16.0	82.1	6.7	91.5	73.0	16.6
黏菌素	1.5	98.5	3.4	96.6	3.2	96.8	NA	NA	NA	NA	1.4	98.6	NA	NA
多黏菌素B	0.5	99.5	1.8	98.2	2.4	97.6	NA	NA	NA	NA	0.0	100.0	NA	NA
呋喃妥因[a]	4.8	90.6	44.9	26.9	24.5	43.0	NA	NA	87.7	5.7	6.4	85.4	55.4	11.2
替加环素	0.2	99.7	2.9	92.8	1.9	96.2	NA	NA	0.9	96.7	0.6	98.2	NA	NA

注：[a] 指针对尿道分离菌株；NA 表示不适用

表 1-8　沙门菌属对抗菌药物的耐药率和敏感率（%）

抗菌药物	鼠伤寒沙门菌 ($n=256$)		肠炎沙门菌 ($n=226$)	
	R	S	R	S
氨苄西林	88.8	10.4	85.9	13.1
氨苄西林-舒巴坦	25.9	53.9	24.3	31.1
头孢曲松	21.4	78.6	15.8	84.2
环丙沙星	6.5	36.0	4.6	21.1
甲氧苄啶-磺胺甲噁唑	54.7	44.5	10.7	88.9
氯霉素	59.4	40.6	6.8	93.2

表 1-9　肠杆菌目细菌对抗菌药物的耐药率和敏感率（%）

抗菌药物	株数（株）	R	S
替加环素	97 693	3.3	92.8
头孢他啶-阿维巴坦	35 598	7.7	92.3
多黏菌素B	39 906	7.8	92.2
黏菌素	35 415	8.6	91.4
阿米卡星	126 890	8.8	89.8
美罗培南	124 407	11.6	88.1
亚胺培南	125 773	12.2	85.8
头孢哌酮-舒巴坦	123 612	14.5	81.3
哌拉西林-他唑巴坦	125 773	18.8	78.6
头孢吡肟	126 829	26.1	68.4
头孢他啶	127 447	28.5	66.8
环丙沙星	88 565	49.1	44.5

2. 不发酵糖革兰阴性杆菌

铜绿假单胞菌对亚胺培南和美罗培南的耐药率分别为23.0%和19.4%；对黏菌素、多黏菌素B和阿米卡星的耐药率分别为3.3%、0.4%和3.3%；对β-内酰胺类抗生素/β-内酰胺酶抑制剂合剂、庆大霉素、环丙沙星、左氧氟沙星、头孢吡肟的耐药率不超过30.0%。鲍曼不动杆菌对亚胺培南和美罗培南的耐药率分别为61.6%和61.8%；对头孢哌酮-舒巴坦和米诺环素的耐药率分别为42.2%和16.4%；对黏菌素、多黏菌素B和替加环素的耐药率均较低，分别为1.9%、0.2%和3.8%；对其他受试药物的耐药率多在50.0%以上。嗜麦芽窄食单胞菌除对头孢他啶的耐药率为33.5%外，对甲氧苄啶/磺胺甲噁唑、米诺环素和左氧氟沙星敏感，细菌耐药率≤9.6%。洋葱伯克霍尔德菌对美罗培南的耐药率为9.6%，对头孢他啶的耐药率为15.6%，对左氧氟沙星的耐药率为26.8%，对甲氧苄啶/磺胺甲噁唑和米诺环素耐药率不高于11.9%（表1-10）。

表1-10 不发酵糖革兰阴性菌对抗菌药物的耐药率和敏感率（%）

抗菌药物	铜绿假单胞菌 (n=24 460)		鲍曼不动杆菌 (n=20 637)		嗜麦芽窄食单胞菌 (n=9 322)		洋葱伯克霍尔德菌 (n=624)	
	R	S	R	S	R	S	R	S
哌拉西林	15.2	75.0	61.5	30.2	NA	NA	NA	NA
哌拉西林-他唑巴坦	11.6	77.8	62.6	35.8	NA	NA	NA	NA
氨苄西林-舒巴坦	NA	NA	53.9	40.2	NA	NA	NA	NA
头孢哌酮-舒巴坦	15.4	73.1	42.2	45.0	NA	NA	NA	NA
头孢他啶-阿维巴坦	7.0	93.0	NA	NA	NA	NA	NA	NA
头孢他啶	14.1	80.7	62.5	35.9	33.5	61.2	15.6	77.1

（续表）

抗菌药物	铜绿假单胞菌 (n=24 460)		鲍曼不动杆菌 (n=20 637)		嗜麦芽窄食单胞菌 (n=9 322)		洋葱伯克霍尔德菌 (n=624)	
	R	S	R	S	R	S	R	S
头孢吡肟	8.0	82.1	54.8	36.7	NA	NA	NA	NA
氨曲南	18.7	62.6	NA	NA	NA	NA	NA	NA
亚胺培南	23.0	75.5	61.6	38.4	NA	NA	NA	NA
美罗培南	19.4	76.3	61.8	38.0	NA	NA	9.6	83
阿米卡星	3.3	95.3	48.6	48.9	NA	NA	NA	NA
庆大霉素	8.6	87.3	53.1	44.4	NA	NA	NA	NA
环丙沙星	21.1	72.3	64.0	35.5	NA	NA	NA	NA
左氧氟沙星	27.0	66.5	56.1	37.3	9.6	87.1	26.8	59.9
甲氧苄啶/磺胺甲噁唑	NA	NA	36.2	63.8	6.0	93.1	7.4	91.7
黏菌素	3.3	96.7	1.9	98.1	NA	NA	NA	NA
多黏菌素B	0.4	99.6	0.2	99.8	NA	NA	NA	NA
米诺环素	NA	NA	16.4	63.6	1.9	94.7	11.9	76.1
替加环素	NA	NA	3.8	75.6	NA	NA	NA	NA

注：NA表示不适用

3. 其他革兰阴性杆菌

2 550株流感嗜血杆菌中β-内酰胺酶阳性检出率为63.0%，其中儿童株β-内酰胺酶阳性检出率为70.2%，成人株β-内酰胺酶阳性检出率为55.1%。流感嗜血杆菌包括儿童株和成人株对阿莫西林-克拉维酸、头孢曲松、美罗培南、左氧氟沙星和氯霉素均高度敏感，细菌耐药率均≤6.3%。但儿童分离株对氨苄西林、头孢呋辛、阿奇霉素和甲氧苄啶/磺胺甲噁唑的耐药率≥42.8%；其中对氨苄西林的耐药率为75.4%，对氨苄西林-舒巴坦的耐药率亦已达39.8%。儿童株对上述抗菌药的耐药率高于成人株。流感嗜血杆菌包括β-内酰胺酶阳性和阴性株对阿莫西林-克拉维酸、头孢曲松、美罗培南、左氧氟沙星和氯霉素均较敏感,细菌耐药率≤7.1%,β-内酰胺酶阳性的流感嗜血杆菌对其他抗菌药物的耐药率均高于β-内酰胺酶阴性株。不产酶的流感嗜血杆菌中对氨苄西林的耐药率为22.6%,疑是BLNAR株(β-内酰胺酶阴性氨苄西林耐药株)(表1-11)。

表1-11 流感嗜血杆菌和卡他莫拉菌对抗菌药物的耐药率和敏感率(%)

抗菌药物	流感嗜血杆菌								卡他莫拉菌 (*n*=1 530)	
	儿童株 (*n*=1 320)		成人株 (*n*=1 230)		产酶株 (*n*=1 554)		非产酶株 (*n*=996)			
	R	S	R	S	R	S	R	S	R	S
氨苄西林	75.4	17.8	58.8	37.4	97.3	1.8	22.6	63.5	NA	NA
氨苄西林-舒巴坦	39.8	60.2	32.6	67.4	49.3	50.7	17.3	82.7	NA	NA
阿莫西林-克拉维酸	5.5	85.0	4.5	70.8	7.1	81.7	1.4	84.8	1.6	98.4
头孢呋辛	55.9	36.2	39.5	57.1	61.0	31.8	32.3	62.9	1.9	95.8
头孢曲松	0.5[a]	99.5	5.0[a]	95.0	0.7[a]	99.3	2.6[a]	97.4	0.0	100.0
美罗培南	2.0[a]	98.0	2.0[a]	98.0	1.0[a]	99.0	3.3[a]	96.7	NA	NA
阿奇霉素	42.8[a]	57.2	19.4[a]	80.6	54.6[a]	45.4	5.0[a]	95.0	35.2[a]	64.8
左氧氟沙星	0.8[a]	99.2	5.0[a]	95.0	1.4[a]	98.6	3.5[a]	96.5	0.0	100.0
氯霉素	2.5	97.0	6.3	87.5	4.7	94.5	1.7	93.7	0.7	99.1
甲氧苄啶/磺胺甲噁唑	61.5	33.3	44.1	52.6	64.0	32.4	41.5	52.3	4.5	90.7

注:[a]表示非敏感率(Non-susceptible);NA表示不适用

1 530株卡他莫拉菌中β-内酰胺酶阳性的检出率为92.9%。卡他莫拉菌除对阿奇霉素的非敏感率为35.2%外,其对阿莫西林-克拉维酸、头孢呋辛、头孢曲松、左氧氟沙星、氯霉素和甲氧苄啶/磺胺甲噁唑均高度敏感,细菌耐药率均≤4.5%。

三、小　结

2023年监测数据与2022年监测数据相比[6]，菌群分布具有以下特点。

（1）2023年共收集细菌265 641株，较2022年的186 474株增加了42.5%。检出率排名前5位的细菌分布是大肠埃希菌、肺炎克雷伯菌、铜绿假单胞菌、金黄色葡萄球菌和鲍曼不动杆菌，与2022年一致。呼吸道、尿液和脑脊液等无菌体液标本分离菌株均较2022年有所增加。

（2）MRSA的检出率为44.7%；MRSE和其他MRCNS的检出率则分别为80.7%和75.3%；显示MRSA较2022年的45.0%略有下降，MRSE和其他MRCNS的检出率较2022年[5]的79.9%和74.8%略有上升。

（3）CRE、CRAB和CRPA检出率分别为12.5%、61.7%和24.0%；较2022年的CRE、CRAB和CRPA检出率12.6%、62.2%和27.2%略有下降。

（4）二级医疗机构的分离率高于三级医疗机构的分别为：MRSA（50.8%对43.8%）、CRKP（28.2%对25.4%）、第三代头孢菌素耐药的大肠埃希菌（54.8%对51.1%）和肺炎克雷伯菌（46.8%对42.8%）。

（5）根据全国细菌耐药监测网（简称"CARSS"）2022年监测报告[7]，在纳入监测的各省份中，上海市的MRSA检出率（43.8%）、MRCNS检出率（80.4%）、肺炎克雷伯菌对第三代头孢菌素耐药率（45.0%）、大肠埃希菌对碳青霉烯类药物耐药率（2.2%）和肺炎克雷伯菌对碳青霉烯类药物耐药率（26.5%）以及铜绿假单胞菌对碳青霉烯类药物耐药率（26.0%）均列前2位。

微生物耐药是当今社会广泛关注的重要问题之一，近年来我国不断加强管控工作以积极应对，包括持续提升临床合理用药水平。2021年4月国家卫生健康委医政医管局发布《国家卫生健康委关于进一步加强抗微生物药物管理遏制耐药工作的通知》（以下简称《通知》）[8]，指出要进一步增加细菌耐药监测网入网医疗机构数量，二级以上综合医院应当全部加入，同时鼓励其他二级以上医疗机构入网。根据上海市专家组历年督导检查的经验，做好监测工作离不开相应医疗机构领导的支持。微生物专业等相关工作人员应当利用信息化手段加强数据收集、统计和分析，加强监测并进行持续评估，以期未来能采取更有针对性的干预措施提高用药水平，遏制细菌耐药。《通知》同时提出要试点性开展抗微生物药物体外敏感性研究，逐步建立我国抗微生物药物敏感性试验标准体系，提高临床科学精准用药率。2022年10月，国家卫生健康委医政医管局发布《关于印发遏制微生物耐药国家行动计划（2022—2025年）的通知》[9]，指出要加快实施健康中国战略，贯彻落实《中华人民共和国生物安全法》，遏制微生物耐药，更好地保护人民健康。

四、资讯分享：耐药监测数据在线平台CHINET数据云

我国第一个细菌真菌耐药监测数据在线共享平台"CHINET数据云"由复旦大学附属华山医院抗生素研究所负责开发，其目的在于分享持续更新的细菌真菌耐药监测数据，提升耐药监测数据的使用效率，为临床抗菌药物的合理使用提供及时的参考依据。目前"CHINET数据云"访问方式如下。

1. 电脑端访问网址：www.chinets.com

CHINET电脑端内容包含2005—2023年CHINET数据以及2023年上海市细菌真菌耐药监测网数据（图1-1）。点击系统页面中的抗菌药物或细菌名称或菌属名称，即可自动生成相应的细菌真菌耐药监测数据图（图1-2至图1-4）。

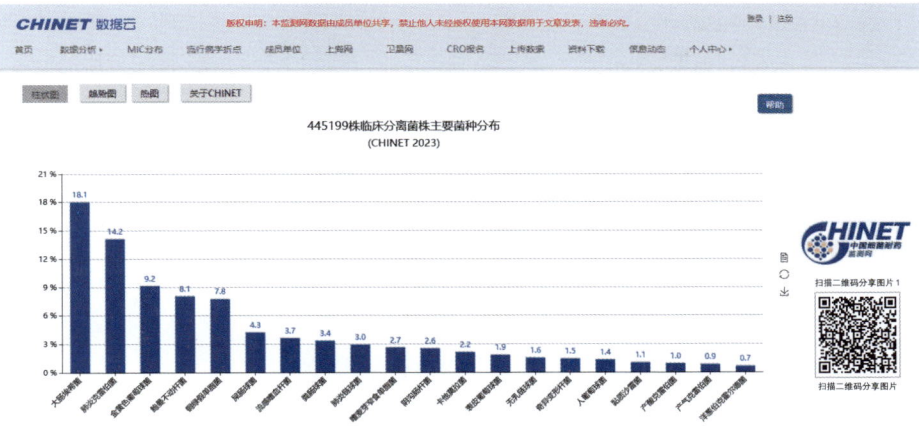

图1-1 CHINET数据云平台首页

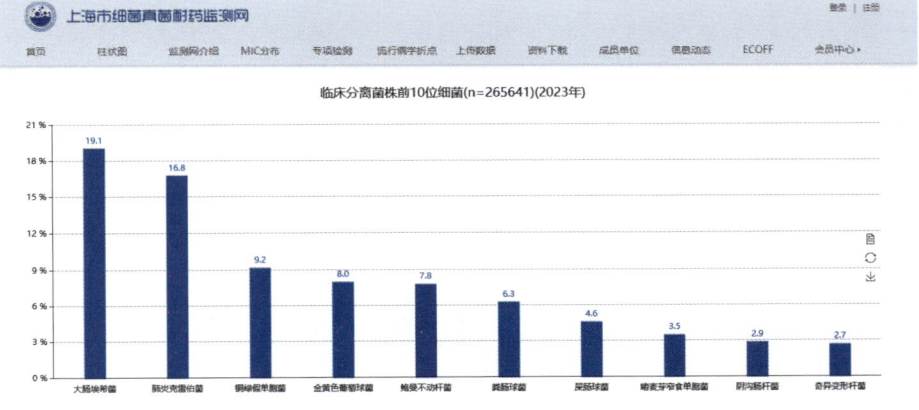

图1-2 CHINET数据云平台上海市细菌真菌耐药监测网2023年数据展示

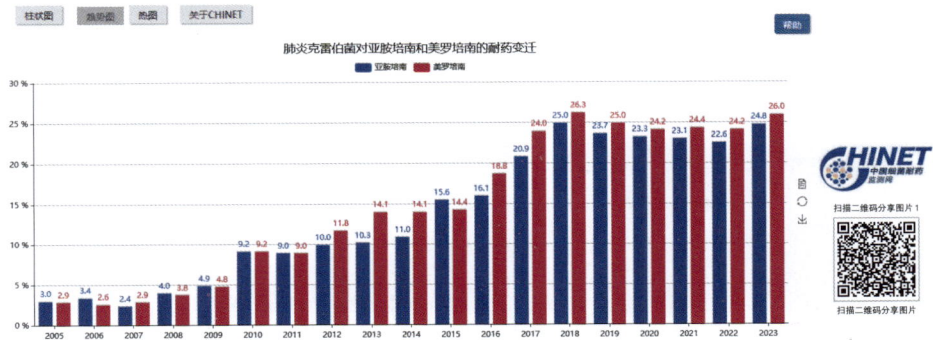

图1-3 以肺炎克雷伯菌为例,CHINET数据云平台展示的2005—2023年监测数据

上海市细菌真菌耐药监测网

登录 | 注册

首页 柱状图 监测网介绍 MIC分布 专项检测 流行病学折点 上传数据 资料下载 成员单位 信息动态 ECOFF 会员中心

上海市细菌真菌耐药监测网真菌监测工作组通过收集分离于无菌部位的念珠菌属，剔除同一患者分离的重复菌株。菌株鉴定均在中心实验室采用质谱鉴定复核，必要时使用真菌ITS DNA序列分析确认。药敏试验采用比色微量稀释法（Sensititer Yeast one，Thermof Fisher公司）测定抗真菌药物对念珠菌属的最低抑菌浓度，药物包括氟康唑、伊曲康唑、伏立康唑、泊沙康唑、艾沙康唑、卡泊芬净、阿尼芬净、米卡芬净、5-氟胞嘧啶和两性霉素B

606株白念珠菌对抗真菌药物敏感性（2023年）

抗真菌药物	MIC范围	MIC_{50}	MIC_{90}	敏感	剂量依赖敏感	中介	耐药
两性霉素B	≤0.12-1	0.5	1	-	-	-	-
氟康唑	≤0.12-256	0.5	4	88.3	3	-	8.7
伏立康唑	≤0.008-8	≤0.008	0.25	88.4	-	5.8	5.8
泊沙康唑	0.008-8	0.03	0.12	-	-	-	-
伊曲康唑	≤0.015-16	0.06	0.25	-	-	-	-
艾沙康唑	≤0.008-8	0.008	0.06	-	-	-	-
卡泊芬净	0.06-4	0.06	0.12	95.5	-	3	1.5
米卡芬净	≤0.008-4	0.015	0.03	95.9	-	0.7	3.5
阿尼芬净	≤0.015-2	0.03	0.12	95.9	-	0.7	3.5
氟胞嘧啶	0.03-64	0.06	0.25	-	-	-	-

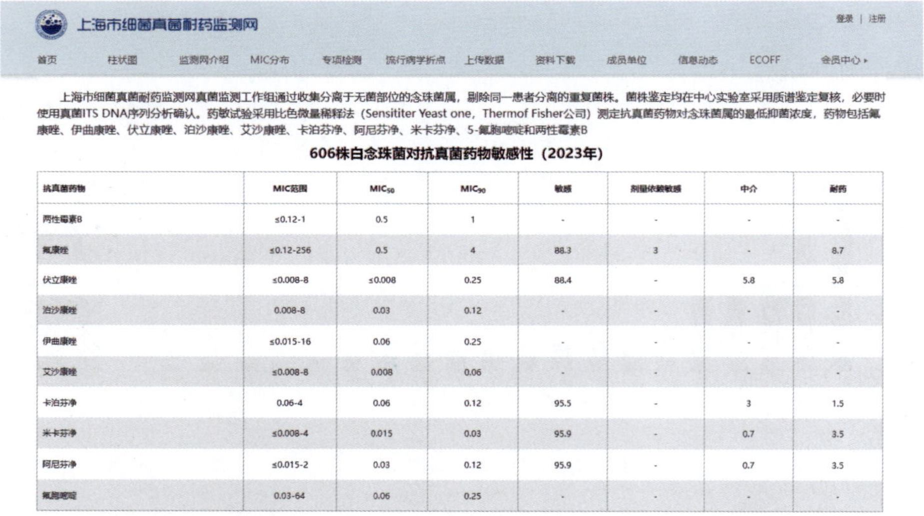

图1-4　以白念珠菌为例，CHINET数据云平台展示的2023年监测数据

2. 微信公众平台

扫描以下二维码（图1-5），点击链接即可进入“CHINET数据云”微信公众平台。平台会定期发布半年及全年的细菌耐药监测结果，供医学专业人士交流共享。

图1-5　“CHINET数据云”微信公众平台二维码

五、新书出版

《细菌药物敏感试验执行标准和典型报告解读（第二版）》（图1-6）以“CHINET中国细菌耐药监测网（www.chinets.com）”和“上海市细菌

真菌耐药监测网"历年工作成果为基础，联合国内抗感染治疗、临床药理学和临床微生物学资深专家在2023年第一版《细菌药物敏感试验执行标准和典型报告解读》内容的基础上，经过适当增删撰写完成。本书摘译了CLSI、EUCAST以及FDA发布的药敏试验最新标准，汇总近年来我国自主制定的抗细菌新药流行病学折点。全书共21章，从细菌药敏试验、碳青霉烯酶表型和基因型检测、多药联合药敏试验、革兰阴性菌和革兰阳性菌药敏报告解读以及近年新上市或即将上市抗菌药物介绍等角度进行详细论述。

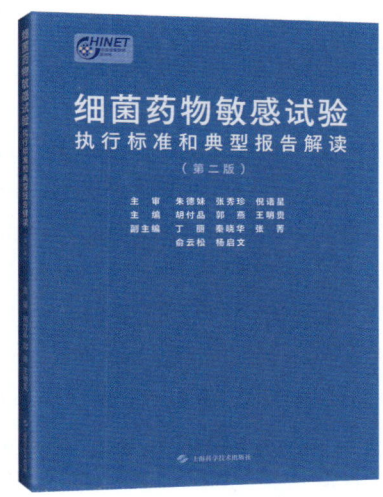

图1-6 《细菌药物敏感试验执行标准和典型报告解读（第二版）》封面

　　本书内容丰富实用，药敏试验章节已加入CLSI和EUCAST不同细菌的药敏试验方法学规范要求，汇总2023年最新发布的抗微生物药物药敏试验方法学和折点，新增最新的CHINET细菌耐药监测数据以及天然耐药信息，期待成为临床医师查房时的重要工具书之一。此外，本书的典型药敏报告解读，能够很好地帮助临床医师、微生物检验人员、临床药师了解细菌的典型耐药机制，为临床有效选择抗菌药物提供参考。

执笔人：郭燕，杨洋，吴湜，尹丹丹，韩仁如，丁丽，申思权，
蒋晓飞，朱德妹，胡付品
上海市细菌真菌耐药监测网

参考文献

[1] CLSI. *Performance standards for antimicrobial susceptibility testing*[S]. 33rd ed, CLSI supplement M100. Wayne, PA: Clinical and Laboratory Standards

Institute; 2023.

[2] U.S. Food and Drug Administration. FDA-Identified Interpretive Criteria. https://www.fda.gov/drugs/development-resources/tigecycline-injection-products.

[3] EUCAST. European Committee on Antimicrobial Susceptibility Testing 2023. https://www.eucast.org/ast_of_bacteria/previous_versions_of_documents/.

[4] Wang P, Hu F, Xiong Z, et al. Susceptibility of extended-spectrum-beta-lactamase-producing Enterobacteriaceae according to the new CLSI breakpoints[J]. J Clin Microbiol, 2011, 49(9): 3127−3131.

[5] Centers for Disease Control and Prevention. Healthcare-associated Infections (HAI); Disease and Organisms; Carbapenem-resistant Enterobacterales (CRE). https://www.cdc.gov/hai/organisms/cre/cre-clinicians.html#WhatAreCRE.

[6] 杨洋,郭燕,吴湜,等.细菌耐药监测报告.上海市细菌耐药、抗菌药物应用和医院感染监测报告（2022年度）[M].上海：上海科学技术出版社,2023.

[7] 全国细菌耐药监测网（CARSS）.全国细菌耐药监测报告（简要版）.https://www.carss.cn/Report/Details?aId=917.

[8] 国家卫生健康委医政医管局.国家卫生健康委关于进一步加强抗微生物药物管理遏制耐药工作的通知（2021-04-07）[EB/OL][2023-07-01].http://www.nhc.gov.cn/yzygj/s7659/202104/7c59c2c5a80f4b468e646c003e14a150.shtml.

[9] 国家卫生健康委医政医管局.国家卫生健康委关于印发遏制微生物耐药国家行动计划（2022—2025年）的通知（2022-10-28）[EB/OL][2023-07-01].http://www.nhc.gov.cn/yzygj/s7659/202210/2875ad7e2b2e46a2a672240ed9ee750f.shtml.

上海市细菌耐药、抗菌药物应用和医院感染监测报告（2023年度）

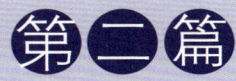

第二篇
抗菌药物临床应用监测报告

| 三网年鉴 |

上海市细菌真菌耐药监测网
上海市抗菌药物临床应用监测网
上海市医院感染防控与监测网

2023年上海市抗菌药物临床应用监测网新入网3家医疗机构，其中三级综合医院2家，其他类型二级医疗机构1家。截至2023年底，上海市抗菌药物临床应用监测网入网的二、三级医疗机构共128家，其中三级医疗机构65家，二级医疗机构63家，2023年有数据上报的分别是58家和46家，共有24家医疗机构未进行数据上报；社区医疗机构有234家，总计338家。

二、三级医疗机构手术病例、非手术病例、门诊处方、急诊处方、季度抗菌药物消耗数据完成率分别为：51.56%、55.47%、55.47%、46.88%、42.97%；达标率分别为：9.38%、8.59%、9.38%、10.16%、18.75%；未录入率在21.09%～32.81%。

2023年，根据上海市卫生健康委要求，上海市抗菌药物临床应用监测网（以下简称"本网"）对上海市三级医疗机构、二级医疗机构和社区医疗机构上报的抗菌药物使用信息进行汇总与分析。

一、2023年上海市三级医疗机构抗菌药物临床使用数据

（一）资料与方法

1. 数据来源与样本抽样方法

数据来源：本网2023年上海市三级医疗机构上报数据。

样本抽样方法：处方，每家医疗机构随机抽取每月16日的成人普通门诊处方和急诊处方各100张，共计12个月；住院病历，每月出院的病例，按

手术与非手术分为两组，每组由系统随机抽取15例。

2. 数据剔除方法

按本网的统计指标，剔除未按要求完整填报的个别单位。

3. 数据分类

数据来源于58家有上报数据的上海市三级医疗机构，其中综合性医院36家、儿科医院3家、妇科医院1家、妇幼保健院（中心）2家、中医医院4家、中西医结合医院4家、传染病医院1家、精神病医院1家、肿瘤医院1家、外科专科医院1家、其他类型医院4家。

数据统计时，根据分类对三级医疗机构中的综合性医院、儿科医院、妇科医院和妇幼保健院、中医医院、中西医结合医院分别进行了统计，并与全国抗菌药物临床应用监测网中的总体数据以及191家核心成员单位医院的数据进行比较。

以下叙述和表格中，"全国"代表全国监测网数据，"核心（医院）"代表全国监测网191家核心成员单位医院数据，"三级（医疗机构）"代表上海市三级医疗机构的平均值，"综合（医院）"代表上海市三级综合性医院的平均值，"儿科（医院）"代表上海市三级儿科医院的平均值，"妇科（医院）"代表复旦大学附属妇产科医院的平均值，"妇幼（保健院）"代表三级妇幼保健院的平均值，"中医（医院）"代表上海市三级中医医院的平均值，"中西医（结合医院）"代表上海市三级中西医结合医院的平均值。

上述儿科医院包括：复旦大学附属儿科医院、上海交通大学医学院附属上海儿童医学中心与上海市儿童医院；妇幼保健院包括：中国福利会国际和平妇幼保健院和上海市第一妇婴保健院；中医医院包括：上海中医药大学附属龙华医院、上海中医药大学附属曙光医院、上海市中医医院、上海市嘉定区中医医院；中西医结合医院包括：上海市中西医结合医院、上海市宝山区中西医结合医院、上海中医药大学附属岳阳中西医结合医院、上海市光华中西医结合医院。

（二）结果

1. 门诊处方用药统计

2023年上海市三级医疗机构门诊抗菌药物使用率为6.05%～9.48%，除儿科医院外，均低于10.00%；平均为8.72%，高于全国和核心医院；三级医疗机构中，仅妇幼和中医低于全国和核心医院；儿科医院高达20.11%。三级医疗机构人均抗菌药费比核心医院高了75.76%，仅中医医院人均抗菌药费低于全国水平（表2-1）。

表2-1　门诊处方用药统计

项目	全国	核心	三级	综合	儿科	妇科	妇幼	中医	中西医
用药品种数（种）	2.15	1.95	2.00	2.04	2.26	1.64	1.38	1.75	1.88
人均用药费（元）	162.37	231.40	323.08	267.32	221.34	275.76	231.73	201.44	222.76
人均抗菌药费（元）	36.11	47.16	82.89	82.79	61.70	46.15	40.63	33.70	90.10
抗菌药物使用率（%）	7.45	6.39	8.72	8.61	20.11	8.08	6.05	5.99	9.48
使用注射药物百分率（%）	9.39	7.78	6.98	6.83	9.72	6.58	14.85	0.67	5.06

根据《关于进一步加强抗菌药物临床应用管理工作的通知》（国卫办医发〔2015〕42号）中《抗菌药物临床应用管理评价指标及要求》规定，三级综合医院、妇科医院，门诊抗菌药物使用率≤20.00%，儿童医院≤25.00%，上海市三级各类型医疗机构平均值均达到了上述要求。

2. 急诊处方用药统计

2023年上海市三级医疗机构急诊抗菌药物使用率为10.64%～40.00%，平均28.88%，除妇幼保健院外，均高于全国和核心医院，儿科医院最高，为40.00%；人均抗菌药费103.35元，高于全国和核心医院，最高的中西医结合医院，为核心医院近2倍（表2-2）。

根据《关于进一步加强抗菌药物临床应用管理工作的通知》（国卫办医发〔2015〕42号）中《抗菌药物临床应用管理评价指标及要求》规定，急诊抗菌药物使用率三级综合医院≤40.00%，儿童医院≤50.00%，妇科医院≤20.00%，除妇科医院外，其他三级医疗机构均达到了要求。

表2-2 急诊处方用药统计

项目	全国	核心	三级	综合	儿科	妇科	妇幼	中医	中西医
用药品种数（种）	2.21	2.11	2.58	2.51	2.60	1.40	1.45	2.25	2.82
人均用药费（元）	89.50	115.88	188.22	192.73	122.40	62.70	64.71	151.65	198.59
人均抗菌药费（元）	48.84	71.64	103.35	100.88	50.45	13.33	40.71	62.07	141.14
抗菌药物使用率（%）	16.69	18.78	28.88	27.68	40.00	23.81	10.64	23.59	35.75
使用注射药物百分率（%）	38.22	47.23	45.06	45.25	25.17	4.76	21.75	34.32	64.56

3. 住院患者抗菌药物使用率

2023年上海市三级医疗机构住院患者抗菌药使用率为31.61%，低于全国和核心医院；使用率最高的是儿科医院，为40.69%，最低的是妇科医院，为18.35%。各类型医院手术组抗菌药物使用率均明显高于非手术组，平均分别为41.86%和19.70%（表2-3）。

表2-3 住院患者抗菌药物使用率（%）

项目	全国	核心	三级	综合	儿科	妇科	妇幼	中医	中西医
抗菌药物使用率	37.96	31.96	31.61	32.61	40.69	18.35	28.23	22.65	28.82
手术组抗菌药物使用率	—	—	41.86	41.78	49.44	27.22	57.78	52.22	26.86
非手术组抗菌药物使用率	—	—	19.70	22.18	34.44	2.22	3.06	8.89	30.55

注："—"表示数据缺失

根据《关于进一步加强抗菌药物临床应用管理工作的通知》（国卫办医发〔2015〕42号）中《抗菌药物临床应用管理评价指标及要求》规定，三级综合医院、儿科医院、妇科医院住院患者抗菌药物使用率≤60.00%，上海市所有类别医疗机构均达到要求。

4. 住院病例抗菌药物用药天数、使用品种数和费用

2023年上海市三级医疗机构住院患者抗菌药物平均使用天数为3.84 d，低于全国和核心医院，妇科医院和妇幼保健院的使用天数均低于1 d，分别为0.58 d和0.95 d。各类型医院手术组的平均使用天数显著低于非手术组（表2-4）。

表2-4 住院患者用药天数、用药品种数和费用

项　目	全国	核心	三级	综合	儿科	妇科	妇幼	中医	中西医
抗菌药物平均使用天数（d）	4.56	4.01	3.84	4.02	4.64	0.58	0.95	2.80	5.74
手术组抗菌药物平均使用天数（d）	—	—	2.52	2.62	3.50	0.56	0.90	2.56	4.25
非手术组抗菌药物平均使用天数（d）	—	—	6.58	6.66	6.26	0.85	1.94	4.20	7.04
抗菌药物平均使用品种数（种）	1.25	1.27	1.27	1.27	1.38	1.17	1.05	1.07	1.49
手术组抗菌药物平均使用品种数（种）	—	—	1.21	1.22	1.30	1.16	1.05	1.06	1.40
非手术组抗菌药物平均使用品种数（种）	—	—	1.39	1.36	1.50	1.25	1.18	1.12	1.57
抗菌药物平均使用使用费用（元）	511.51	756.10	744.06	761.83	1 068.45	63.92	71.12	545.63	1 378.23
手术组抗菌药物平均使用费用（元）	—	—	436.37	479.42	548.37	63.47	70.37	440.74	932.09
非手术组抗菌药物平均使用费用（元）	—	—	1 384.99	1 295.20	1 815.00	69.45	85.35	1 161.83	1 768.95

注："—"表示数据缺失

三级医疗机构住院患者抗菌药物使用品种数为1.27种,与全国和核心医院持平,最多的是中西医结合医院,为1.49种;手术组与非手术组使用品种数差异不明显。

三级医院抗菌药物平均费用为744.06元,高于全国医院,低于核心医院。妇科医院和妇幼保健院较低,分别为63.92元和71.12元,最高的为中西医结合医院,为1 378.23元。各类型手术组的平均费用明显低于非手术组。

5. 抗菌药物联合用药情况

2023年上海市三级医疗机构住院患者抗菌药物联合用药率为17.40%,低于全国和核心医院,联合用药率最低的是妇幼保健医院,为10.26%,最高的是儿科医院,为29.43%;各类型医院手术组联合用药率均低于非手术组(表2-5)。

表2-5 住院患者抗菌药物联合用药率(%)

项目	全国	核心	三级	综合	儿科	妇科	妇幼	中医	中西医
抗菌药物联合用药率	21.85	41.43	17.40	15.35	29.43	19.40	10.26	19.09	27.80
手术组联合用药率	—	—	12.51	11.71	24.72	16.33	0.96	6.38	22.70
非手术组联合用药率	—	—	23.09	19.49	32.80	25.00	18.18	25.00	32.30

注:"—"表示数据缺失

6. Ⅰ类切口手术抗菌药物使用情况

手术预防用药只统计Ⅰ类切口手术数据。上海市三级医疗机构Ⅰ类切口手术抗菌药物使用率为21.85%,联合用药率3.90%,平均使用天数0.53 d,均低于全国和核心医院;术前0.5~2.0 h给药百分比73.74%,高于全国和核心医院。妇科医院和妇幼保健院联合用药率均为0.00%,使用天数等于或接近0.00 d,提示其在术中为单药使用,术后均未使用药物;妇科医院术前0.5~2.0 h给药百分比达100%(表2-6)。

表 2-6　Ⅰ类切口手术抗菌药物使用情况

项　目	全国	核心	三级	综合	儿科	妇科	妇幼	中医	中西医
预防使用抗菌药物使用率(%)	27.91	33.18	21.85	24.27	34.40	1.59	4.40	23.91	14.94
预防使用抗菌药物联合使用率(%)	8.49	8.01	3.90	3.29	12.80	0.00	0.00	3.26	9.37
手术抗菌药物平均使用天数(d)	0.99	0.94	0.53	0.46	1.83	0.00	0.02	0.67	0.85
术前0.5～2.0 h给药百分比(%)	56.11	66.13	73.74	72.47	95.35	100.00	75.00	63.64	27.12

7. 抗菌药物使用强度

上海市二级医疗机构、三级医疗机构的平均抗菌药物使用强度为43.28,上海市三级医疗机构抗菌药物使用强度43.13,高于全国和核心医院。根据《关于进一步加强抗菌药物临床应用管理工作的通知》(国卫办医发〔2015〕42号)中《抗菌药物临床应用管理评价指标及要求》规定,三级综合、妇科医院抗菌药物使用强度<40.00,儿科医院使用强度<20.00,除妇科医院、妇幼保健院达标外,其他类型医院均未达标(表2-7)。

表 2-7　抗菌药物使用强度

项　目	全国	核心	上海	三级	综合	儿科	妇科	妇幼	中医	中西医
抗菌药物使用强度	39.12	41.5	43.28	43.13	46.62	31.17	25.33	29.03	42.57	44.52

注:"上海"代表上海市二级、三级医疗机构平均值

8. 各类/各种抗菌药物强度和累计DDD数(DDDs)

累计DDD数(DDDs),是药物的年消耗量(g)除以该药的DDD值而得到的数字。表2-8为上海市三级医疗机构各类抗菌药物使用强度和DDDs,表2-9为抗菌药物使用强度和DDDs排名前20位的抗菌药物。

各类抗菌药物按使用强度排名,前5位分别为喹诺酮类、三代头孢菌素、二代头孢菌素、头孢菌素类+酶抑制剂和碳青霉烯类(表2-8)。使用

强度排名前5位的抗菌药物依次为左氧氟沙星、头孢呋辛、头孢哌酮-舒巴坦、头孢唑肟、头孢曲松(表2-9)。

表 2-8 各类抗菌药物使用强度和 DDDs

药品类别	抗菌药物使用强度	DDDs
喹诺酮类抗感染药	6.82	1 565 948.08
三代头孢菌素	5.93	1 361 845.17
二代头孢菌素	5.83	1 338 570.88
头孢菌素类+酶抑制剂	3.77	865 561.60
碳青霉烯类	2.84	650 692.55
抗真菌药	2.58	592 912.80
头霉素类	1.93	442 140.88
硝咪唑类	1.69	387 001.91
青霉素类+酶抑制剂	1.68	386 628.58
青霉素类抗生素	1.54	353 986.64
一代头孢菌素	1.51	346 656.68
糖肽类抗生素	1.00	229 568.07
氧头孢烯类	0.98	225 815.09
磷霉素类	0.93	212 401.56
大环内酯类抗生素	0.92	210 361.38
四环素类抗生素	0.75	172 693.71
氨基糖苷类抗生素	0.64	145 753.26
磺胺类药及增效剂	0.52	119 044.54
其他类抗生素	0.47	108 665.25
四代头孢菌素	0.35	80 660.66
林可胺类抗生素	0.20	46 554.66
其他β-酰胺类	0.12	28 355.33
青霉素类复方制剂	0.06	14 828.00

（续表）

药品类别	抗菌药物使用强度	DDDs
β-内酰胺酶抑制剂	0.05	12 219.70
酰胺醇类抗生素	0.00	31.93

表 2-9　抗菌药物使用强度和 DDDs 排名前 20 位的抗菌药物

药品名称	抗菌药物使用强度	DDDs
左氧氟沙星	4.59	1 054 319.30
头孢呋辛	3.87	887 953.34
头孢哌酮-舒巴坦	3.63	833 465.60
头孢唑肟	2.55	584 502.44
头孢曲松	1.79	409 777.71
美罗培南	1.57	361 432.56
哌拉西林-他唑巴坦	1.34	308 611.13
头孢唑林	1.26	288 784.46
头孢克洛	1.17	268 164.22
莫西沙星	1.09	251 232.50
亚胺培南/西司他丁	0.90	205 466.48
氟康唑	0.89	203 847.69
头孢他啶	0.84	192 333.00
磷霉素	0.79	181 377.36
万古霉素	0.71	163 867.60
阿奇霉素	0.68	156 285.09
甲硝唑	0.65	149 108.09
头孢替安	0.60	136 891.90
奥硝唑	0.52	120 023.96
伏立康唑	0.51	116 653.71

二、2023年上海市二级医疗机构抗菌药物临床使用数据

（一）资料与方法

1. 数据来源与样本抽样方法

数据来源：本网2023年全年上海市二级医疗机构上报数据。

样本抽样方法：处方方面，每家医院随机抽取每月16日的成人普通门诊处方和急诊处方各100张，共12个月；住院病历方面，每月出院的病例，按手术与非手术分为两组，每组由系统随机抽取15例。

2. 数据剔除方法

按本网的统计指标，剔除未按要求完整填报的个别单位。

3. 数据分类

数据来源于46家有上报数据至本网的上海市二级医疗机构，其中综合性医院30家、妇幼保健院（中心）3家、中医医院11家、精神病医院1家、其他类型医院1家。

为了进行系统比较，数据统计时，根据分类对二级医疗机构中的综合性医院、妇幼保健院和中医医院分别进行了统计，并与全国抗菌药物临床应用监测网中的总体数据以及191家核心成员单位医院的数据进行比较。

以下叙述和表格中，"全国"代表全国监测网数据，"核心（医院）"代表全国监测网191家核心成员单位医院数据，"二级（医疗机构）"指上海市二级医疗机构的平均值，"综合（医院）"指上海市二级综合性医院的平均值，"妇幼（保健院）"指二级妇幼保健院的平均值、"中医（医院）"指上海市二级中医医院的平均值。

（二）结果

1. 门诊处方用药统计

2023年上海市二级医疗机构门诊抗菌药物使用率为10.43%，各类型二级医疗机构使用率均高于全国和核心医院。二级医疗机构人均抗菌药费为57.23元，高于全国和核心医院，仅妇幼保健院人均抗菌药费低于全国水平（表2-10）。

表2-10 门诊处方用药统计

项目	全国	核心	二级	综合	妇幼	中医
用药品种数（种）	2.15	1.95	2.1	2.14	1.77	2.07
人均用药费（元）	162.37	231.4	215.04	218.12	191.51	209.79
人均抗菌药费（元）	36.11	47.16	57.23	60.22	20.14	58.67
抗菌药物使用率（%）	7.45	6.39	10.43	10.6	10.89	9.04
使用注射药物百分率（%）	9.39	7.78	10.37	12.05	2.17	4.36

根据《关于进一步加强抗菌药物临床应用管理工作的通知》（国卫办医发〔2015〕42号）中《抗菌药物临床应用管理评价指标及要求》规定，三级综合医院、妇幼医院，门诊抗菌药物使用率≤20.00%，上海市二级各类型医院平均值均达到了上述要求。

2. 急诊处方用药统计

2023年上海市二级医疗机构急诊抗菌药物使用率为4.17%～33.65%，平均32.24%，除妇幼保健院外，均高于全国和核心医院，综合医院最高，为33.65%；人均抗菌药费90.96元，高于全国和核心医院，最高的是综合医院，高于全国近2倍（表2-11）。

根据《关于进一步加强抗菌药物临床应用管理工作的通知》（国卫办医发〔2015〕42号）中《抗菌药物临床应用管理评价指标及要求》规定，急诊抗菌药物使用率二级综合医院≤40.00%；妇科医院≤20.00%，上海二级各类型医院均达到了要求。

表 2-11　急诊处方用药统计

项　目	全国	核心	二级	综合	妇幼	中医
用药品种数（种）	2.21	2.11	2.45	2.47	1.24	2.34
人均用药费（元）	89.5	115.88	179.58	180.3	78.44	176.07
人均抗菌药费（元）	48.84	71.64	90.96	91.38	6.18	86.71
抗菌药物使用率（%）	16.69	18.78	32.24	33.65	4.17	22.49
使用注射药物百分率（%）	38.22	47.23	54.09	57.22	9.72	32.22

3. 住院病例抗菌药物使用率

2023年上海市二级医疗机构住院患者抗菌药使用率为38.36%，高于全国和核心医院；使用率最高的是妇幼保健院，为48.15%，最低的是综合医院，为37.95%。各类型医院手术组抗菌药物使用率均明显高于非手术组，平均分别为47.77%和33.30%（表2-12）。

根据《关于进一步加强抗菌药物临床应用管理工作的通知》（国卫办医发〔2015〕42号）中《抗菌药物临床应用管理评价指标及要求》规定，二级综合、妇科医院住院患者抗菌药物使用率≤60.00%，上海二级各类型医院均达到要求。

表 2-12　住院患者抗菌药物使用率（%）

项　目	全国	核心	二级	综合	妇幼	中医
抗菌药物使用率	37.96	31.96	38.36	37.95	48.15	39.97
手术组抗菌药物使用率	—	—	47.77	46.33	59.72	60.09
非手术组抗菌药物使用率	—	—	33.30	33.90	3.89	31.44

注："—"表示数据缺失

4. 住院病例抗菌药物用药天数、使用品种数和费用

2023年上海市二级医院住院患者抗菌药物平均使用天数为5.87 d，高于全国和核心医院；妇幼医院的使用天数均低于1 d，为0.93 d。各类型医

院手术组的平均使用天数均低于非手术组（表2-13）。

二级医院住院患者抗菌药物使用品种数为1.68种，高于全国和核心医院，最多的是综合医院为1.71种；综合医院和中医医院手术组使用品种数低于非手术组，妇幼医院手术组使用品种数高于非手术组。

二级医院抗菌药物平均费用为1 493.35元，显著高于全国和核心医院。妇幼医院97.60元，低于全国和核心医院。妇幼医院手术组平均费用高于非手术组，综合医院和中医医院手术组的平均费用显著低于非手术组。

表 2-13　住院患者用药天数、用药品种数和费用

项　目	全国	核心	二级	综合	妇幼	中医
抗菌药物平均使用天数（d）	4.56	4.01	5.87	5.98	0.93	5.23
手术组抗菌药物平均使用天数（d）	—	—	3.44	3.65	0.93	2.47
非手术组抗菌药物平均使用天数（d）	—	—	7.66	7.56	0.94	9.15
抗菌药物平均使用品种数（种）	1.25	1.27	1.68	1.71	1.34	1.28
手术组抗菌药物平均使用品种数（种）	—	—	1.49	1.52	1.35	1.25
非手术组抗菌药物平均使用品种数（种）	—	—	1.82	1.85	1.14	1.33
抗菌药物平均使用使用费用（元）	511.51	756.10	1 493.35	1 553.36	97.60	977.73
手术组抗菌药物平均使用费用（元）	—	—	746.00	795.63	100.26	529.36
非手术组抗菌药物平均使用费用（元）	—	—	2 042.78	2 066.45	56.70	1 615.26

注："—"表示数据缺失

5. 抗菌药物联合用药情况

2023年上海市二级医疗机构住院患者抗菌药物联合用药率57.16%，高于全国和核心医院；联合使用率最低的是妇幼医院，为17.33%；妇幼医院和中医医院手术组联合用药率均高于非手术组，综合医院手术组联合用药率低于非手术组（表2-14）。

表 2-14　住院患者抗菌药物联合用药率（%）

项　目	全国	核心	二级	综合	妇幼	中医
抗菌药物联合用药率	21.85	41.43	57.16	60.51	17.33	20.26
手术组联合用药率	—	—	42.70	45.60	21.86	24.33
非手术组联合用药率	—	—	64.93	67.71	0.00	18.53

注:"—"表示数据缺失

6. Ⅰ类切口手术抗菌药物使用情况

上海市二级综合医院Ⅰ类切口手术预防使用抗菌药物使用率为37.17%，联合用药率为18.38%，平均使用天数为1.22 d，均高于全国和核心医院；术前0.5～2.0 h给药百分比31.78%，低于全国和核心医院。妇幼医院和中医医院抗菌药物使用率分别为13.64%和13.81%，平均使用天数均为0.18 d，均低于全国和核心医院；术前0.5～2.0 h给药百分比分别为66.67%和87.88%，高于全国和核心医院（表2-15）。

表 2-15　Ⅰ类切口手术抗菌药物使用情况

项　目	全国	核心	二级	综合	妇幼	中医
预防使用抗菌药物使用率（%）	27.91	33.18	35.85	37.17	13.64	13.81
预防使用抗菌药物联合使用率（%）	8.49	8.01	17.45	18.38	11.36	0.00
使用抗菌药物平均天数（d）	0.99	0.94	1.16	1.22	0.18	0.18
术前0.5～2.0 h给药百分比（%）	56.11	66.13	32.93	31.78	66.67	87.88

7. 抗菌药物使用强度

上海市二级医疗机构、三级医疗机构的平均抗菌药物使用强度为43.28，上海市二级医疗机构抗菌药物使用强度44.00，高于全国和核心医院，也高于上海市平均水平。根据《关于进一步加强抗菌药物临床应用管理工作的通知》（国卫办医发〔2015〕42号）中《抗菌药物临床应用管理评价指标及要求》规定，二级综合医院、妇科医院抗菌药物使用强度≤40.00，除妇幼医院达标外，其他类型医院均未达标（表2-16）。

表 2-16　抗菌药物使用强度

项　目	全国	核心	上海	二级	综合	妇幼	中医
抗菌药物使用强度	39.12	41.50	43.28	44.00	48.89	30.79	41.38

8. 各类/各种抗菌药物强度和累计DDD数

表2-17为上海市二级医疗机构各类抗菌药物使用强度和DDDs，表2-18为抗菌药物使用强度和DDDs排名前20位的抗菌药物。

各类抗菌药物按使用强度排名，前5位分别为三代头孢菌素、喹诺酮类、二代头孢菌素、大环内酯类抗生素、青霉素类抗生素（表2-17）。使用强度排名前5位的抗菌药物依次为左氧氟沙星、头孢唑肟、头孢呋辛、头孢哌酮-舒巴坦、头孢克洛（表2-18）。

表 2-17　各类抗菌药物使用强度和 DDDs

药品类别	抗菌药物使用强度	DDDs
三代头孢菌素	13.31	644 613.65
喹诺酮类抗感染药	11.82	572 683.27
二代头孢菌素	7.82	378 775.02
大环内酯类抗生素	5.53	267 887.30
青霉素类抗生素	4.25	206 113.91
头霉素类	3.28	158 963.64
头孢菌素类＋酶抑制剂	2.87	139 243.60
硝咪唑类	2.70	130 841.08
碳青霉烯类	2.44	118 172.28
抗真菌药	1.36	66 070.27
青霉素类＋酶抑制剂	1.28	61 830.35
氧头孢烯类	1.24	60 066.36
氨基糖苷类抗生素	1.07	52 036.64

（续表）

药品类别	抗菌药物使用强度	DDDs
磷霉素类	0.93	44 831.50
四代头孢菌素	0.81	39 215.49
一代头孢菌素	0.78	37 604.05
林可胺类抗生素	0.62	30 259.06
糖肽类抗生素	0.55	26 589.57
其他类抗生素	0.49	23 718.07
四环素类抗生素	0.37	17 766.75
磺胺类药及增效剂	0.29	14 186.33
其他β-内酰胺类	0.27	12 928.03

表 2-18 抗菌药物使用强度和 DDDs 排名前 20 位的抗菌药物

药品名称	抗菌药物使用强度	DDDs
左氧氟沙星	10.07	487 648.10
头孢唑肟	7.26	351 577.07
头孢呋辛	4.36	211 269.75
头孢哌酮-舒巴坦	2.85	138 019.43
头孢克洛	2.68	130 048.35
克拉霉素	2.02	98 092.00
阿奇霉素	1.94	94 128.30
头孢曲松	1.73	83 887.25
阿莫西林	1.54	74 404.33
头孢他啶	1.42	69 009.26
甲硝唑	1.42	68 839.01
头孢克肟	1.39	67 303.27
美罗培南	1.36	65 718.89

（续表）

药品名称	抗菌药物使用强度	DDDs
红霉素	1.32	64 165.30
氯唑西林	1.21	58 699.69
莫西沙星	1.14	55 336.80
奥硝唑	1.07	51 599.92
头孢噻肟	1.05	50 848.99
哌拉西林-他唑巴坦	1.02	49 501.60
亚胺培南/西司他丁	0.86	41 583.00

三、2023年上海市社区医疗机构抗菌药物临床使用数据

（一）资料与方法

1. 数据来源与样本抽样方法

数据来源：本网2023年度上海市社区医疗机构上报数据。

样本抽样方法：处方相关信息统计中涉及随机抽样的，以每家社区卫生服务中心3月、6月、9月、12月份规定时间段内（5 d）总处方数为基础，分别随机抽取成人普通门诊处方100张，共计400张/家·年。

2. 数据剔除方法

剔除以下数据：未能按监测网要求完整填报的；填报数据错误的。

（二）结果

1. 社区医疗机构基本情况调查

2023年社区医疗机构基本情况调查表有效数据上报234家，数据显示，医疗收入189.77亿，其中，药品收入134.76亿，占医疗收入的71.01%。

在药品收入中,西药和抗菌药物使用金额分别占57.85%和2.57%。上海市16个区的社区医疗机构中,药占比最大为86.81%、最小为62.69%;抗菌药物使用金额占药品收入最大为4.24%、最小为1.28%。西药和抗菌药物在社区医疗机构各部门的使用金额比例见图2-1和图2-2。

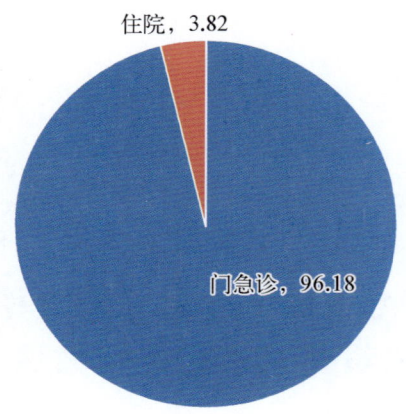

图2-1 西药在社区医疗机构各部门使用金额比例(%)

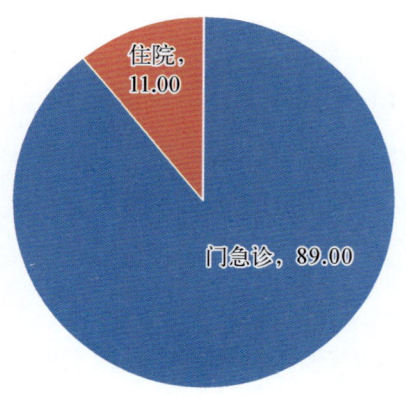

图2-2 抗菌药物在社区医疗机构各部门使用金额比例(%)

2. 社区医疗机构门诊处方用药信息

2023年社区医疗机构门诊处方用药信息表有效数据上报233家,门诊处方共计92 900张。处方相关数据显示,平均用药品种数为2.21种,抗菌药物使用比率为3.66%；处方平均金额为207.56元，含抗菌药物的处方平均金额为204.70元；抗菌药物和注射剂使用率分别为7.68%和3.92%。各项数据最大和最小值见表2-19。

表2-19 社区医疗机构门诊处方统计指标

统计项目	最大值	最小值	平均值
抗菌药物使用比率（%）	6.03	1.61	3.66
抗菌药物使用率（%）	11.88	4.10	7.68
注射剂使用率（%）	8.58	1.50	3.92

3. 社区医疗机构抗菌药物使用信息

门诊抗菌药物统计有效数据233家，门诊就诊总人次5 837.78万，各区平均就诊人次364.86万，最多为1 241.26万人次、最少为88.92万人次，各社区卫生服务中心平均就诊人次25.05万人次。233家社区卫生服务中心门诊抗菌药物累计DDD数为30 267 097.61。具体信息见表2-20。

表2-20 社区医疗机构门诊抗菌药物统计指标

区级统计机构代码	社区医疗机构数量（家）	总就诊数（万人次）	平均每家就诊数（万人次）	抗菌药物DDDs	平均抗菌药物DDDs
MH	14	666.59	47.61	3 556 927.81	254 066.27
HK	8	256.41	32.05	1 713 866.27	214 233.28
HP[a]	6	116.37	19.39	1 206 042.69	201 007.12
BS	18	577.92	32.11	3 228 440.64	179 357.81
PT	12	337.27	28.11	2 143 043.72	178 586.98
QP	11	239.43	21.77	1 722 694.03	156 608.55
XH	12	350.26	29.19	1 823 329.09	151 944.09
PD	47	1 241.26	26.41	6 027 406.75	128 242.70
YP	12	305.03	25.42	1 411 074.39	117 589.53

（续表）

区级统计机构代码	社区医疗机构数量（家）	总就诊数（万人次）	平均每家就诊数（万人次）	抗菌药物DDDs	平均抗菌药物DDDs
JA	15	367.33	24.49	1 645 703.19	109 713.55
CN	10	189.64	18.96	1 039 472.86	103 947.29
JS	11	304.50	27.68	1 142 519.53	103 865.41
SJ	18	362.29	20.13	1 647 222.07	91 512.34
HP[b]	5	88.92	17.78	273 472.83	54 694.57
CM	17	184.40	10.85	892 472.53	52 498.38
FX	17	250.16	14.72	793 409.22	46 671.13
合计	233	5 837.78	25.05	30 267 097.61	129 901.71

注：区级统计机构代码以区名拼音首字母连写指代，其中一个区的社区医疗机构分成两部分，分别由两个独立的数据统计机构完成数据统计，本表以[a]和[b]进行了区分

抗菌药物剂型选择方面，门诊口服和注射制剂累计DDD数分别为28 924 190.99和1 342 906.63。在17类抗菌药物类别中，二代头孢菌素、喹诺酮类和大环内酯类用药频度排名前3位，占17类抗菌药物累计DDDs的77.59%（表2-21）。在53种抗菌药物品种中，头孢克洛、左氧氟沙星、甲硝唑在累计DDD数中排名前3位，占53种抗菌药物用药频度的67.00%（表2-22）。

表2-21　社区医疗机构门诊各大类抗菌药物累计DDD数

抗菌药物大类	DDDs
二代头孢菌素	12 695 247.77
喹诺酮类	7 473 364.91
大环内酯类	3 316 468.14
硝基咪唑类	3 038 685.03
一代头孢菌素	1 972 704.76
三代头孢菌素	484 080.92

（续表）

抗菌药物大类	DDDs
林可胺类抗生素	466 679.09
青霉素类	348 273.29
磷霉素类	225 800.09
四环素类	131 641.38
青霉素类＋酶抑制剂	77 038.15
氨基糖苷类	15 299.27
头霉素类	9 948.38
磺胺类	5 793.44
硝基呋喃类	3 700.00
抗真菌类	2 288.50
头孢菌素＋酶抑制剂	84.50
合计	30 267 097.61

表 2-22　社区医疗机构门诊各种抗菌药物累计 DDD 数

药品名称	DDDs
头孢克洛	10 264 057.97
左氧氟沙星	7 010 590.47
甲硝唑	3 004 901.51
头孢呋辛	2 216 001.37
阿奇霉素	1 850 881.26
克拉霉素	1 015 255.30
头孢拉定	914 350.24
头孢羟氨苄	886 429.48
克林霉素	464 080.42
诺氟沙星	412 528.53

（续表）

药品名称	DDDs
头孢曲松	316 445.37
红霉素	275 045.27
磷霉素	225 800.09
阿莫西林	223 540.44
头孢丙烯	209 192.37
罗红霉素	146 172.86
头孢克肟	141 425.85
多西环素	125 876.44
头孢氨苄	107 003.37
阿莫西林-克拉维酸	77 025.15
头孢唑林	64 921.67
苯唑西林	64 513.98
青霉素	34 761.26
环酯红霉素	29 113.45
替硝唑	25 840.38
莫西沙星	19 873.13
氨苄西林	16 721.68
庆大霉素	15 292.07
吉米沙星	14 941.18
头孢他啶	13 962.20
头孢西丁	8 663.38
奥硝唑	7 943.13
头孢唑肟	7 835.77
西他沙星	7 355.00
环丙沙星	6 767.59

（续表）

药品名称	DDDs
头孢替安	5 996.06
米诺环素	5 764.94
磺胺嘧啶	5 745.44
氯唑西林	4 432.33
头孢地尼	4 398.73
哌拉西林	4 303.61
呋喃妥因	3 700.00
林可霉素	2 598.67
氟康唑	1 780.50
奈诺沙星	1 309.00
头孢美唑	722.50
头孢米诺	562.50
伊曲康唑	508.00
头孢哌酮–舒巴坦	84.50
复方磺胺甲噁唑	48.00
氨苄西林–舒巴坦	13.00
头孢噻肟	13.00
依替米星	7.20
合计	30 267 097.61

4. 社区医疗机构住院抗菌药物使用信息

187家社区卫生服务中心数据纳入住院抗菌药物数据统计，总住院人天数3 463 479.04，各区县平均住院人天数216 467.44，各社区卫生服务中心平均住院人天数18 521.28。住院抗菌药物累计DDD数为881 392.96，住院抗菌药物使用强度25.45，最大为50.42，最小为5.02（表2–23）。

表 2-23　社区医疗机构住院抗菌药物统计指标

区级统计机构	社区医疗机构数量（家）	住院人天数（人*天数）	抗菌药物DDDs	平均抗菌药物DDDs	抗菌药物使用强度
CM	14	80 301.37	40 489.32	2 892.09	50.42
BS	9	124 135.50	54 958.08	6 106.45	44.27
JS	11	170 757.56	72 673.18	6 606.65	42.56
PD	43	754 809.33	245 439.60	5 707.90	32.52
CN	10	214 408.60	65 187.55	6 518.76	30.40
FX	16	136 253.06	39 944.73	2 496.51	29.32
QP	5	31 969.23	8 927.47	1 785.49	27.93
HP[b]	4	48 470.84	12 835.53	3 208.88	26.48
HP[a]	4	71 851.50	16 792.31	4 198.08	23.37
SJ	12	337 440.02	77 293.05	6 441.09	22.91
MH	12	294 932.43	61 197.35	5 099.78	20.75
XH	12	334 478.00	66 039.90	5 503.32	19.74
YP	12	237 666.70	37 284.45	3 107.04	15.69
PT	11	402 327.00	54 147.86	4 922.53	13.46
JA	10	211 379.40	27 566.16	2 756.62	13.04
HK	2	12 298.50	617.01	308.51	5.02
合计	187	3 463 479.04	881 392.96	4 713.33	25.45

注：区级统计机构代码以区名拼音首字母连写指代，其中一个区的社区医疗机构分成两部分，分别由两个独立的数据统计机构完成数据统计，本表以 [a] 和 [b] 进行了区分，[a] 与 [b] 指代规则与表2-20相同

抗菌药物剂型选择方面，社区卫生服务中心住院患者注射剂和口服制剂累计DDD数分别为534 036.92和347 356.03。在21类抗菌药物类别中，喹诺酮类、二代头孢菌素和三代头孢菌素累计DDD数排名前3位，占21类抗菌药物用药频度的77.07%（表2-24）。在58种抗菌药物品种中，

左氧氟沙星、头孢曲松和头孢呋辛用药频度排名前3位，占58种抗菌药物累计DDD数的58.29%（表2-25）。

表2-24 社区医疗机构住院各大类抗菌药物累计DDD数

抗菌药物类别	累计DDD数
喹诺酮类	260 874.24
二代头孢菌素	211 049.16
三代头孢菌素	207 398.16
青霉素类	68 025.68
大环内酯类	42 531.25
磷霉素类	28 346.97
硝基咪唑类	21 608.06
一代头孢菌素	17 239.95
林可胺类抗生素	7 083.29
氨基糖苷类	5 378.49
磺胺类	4 634.77
青霉素类+酶抑制剂	2 915.65
四环素类	1 972.57
头霉素类	939.04
头孢菌素+酶抑制剂	878.50
四代头孢菌素	263.00
碳青霉烯类	100.00
抗真菌类	95.00
硝基呋喃类	50.00
多肽类	6.67
糖肽类	2.50
合计	881 392.96

表 2-25　社区医疗机构住院各种抗菌药物累计 DDD 数

药品名称	累计 DDD 数
左氧氟沙星	247 704.29
头孢曲松	159 653.33
头孢呋辛	106 419.41
头孢克洛	100 681.00
头孢他啶	41 160.14
苯唑西林	30 786.38
磷霉素	28 346.97
阿奇霉素	26 878.79
甲硝唑	21 548.06
氨苄西林	20 405.13
头孢唑林	9 960.50
氯唑西林	8 160.75
克林霉素	6 884.63
红霉素	6 550.70
头孢唑肟	5 891.34
哌拉西林	5 861.71
环丙沙星	4 691.96
克拉霉素	4 602.99
罗红霉素	4 498.77
磺胺嘧啶	4 478.77
莫西沙星	4 297.90
头孢羟氨苄	3 597.88
诺氟沙星	3 283.05
头孢丙烯	3 170.74
庆大霉素	3 124.75

（续表）

药品名称	累计 DDD 数
多西环素	1 962.57
阿莫西林-克拉维酸	1 922.56
头孢氨苄	1 857.65
头孢拉定	1 823.92
青霉素	1 722.06
奈替米星	1 677.14
阿莫西林	1 089.65
头孢哌酮-舒巴坦	878.50
头孢替安	778.00
氨苄西林-舒巴坦	683.88
头孢西丁	663.79
头孢克肟	642.36
吉米沙星	540.04
奈诺沙星	357.00
阿米卡星	333.40
哌拉西林-他唑巴坦	309.22
头孢美唑	275.25
头孢吡肟	263.00
依替米星	243.20
林可霉素	198.67
复方磺胺甲噁唑	156.01
伊曲康唑	89.00
美罗培南	85.00
奥硝唑	60.00
呋喃妥因	50.00

（续表）

药品名称	累计DDD数
头孢噻肟	31.00
头孢地尼	20.00
亚胺培南-西司他丁	15.00
多黏菌素	6.67
氟康唑	6.00
米诺环素	5.00
替加环素	5.00
万古霉素	2.50
合计	881 392.96

四、抗菌药物临床应用监测结果讨论

（一）二级医疗机构和三级医疗机构

2023年，上海市二级医疗机构、三级医疗机构门诊及住院的抗菌药物使用率、联合用药率和围术期预防用药率均达到《抗菌药物临床应用管理评价指标及要求》的目标，急诊抗菌药物使用率除三级妇科医院外，其余各类型医院均达到要求。

上海市三级医疗机构在抗菌药物使用强度方面，除三级妇科医院和妇幼保健院外，三级综合医院、三级儿科医院、三级中医医院、三级中西医结合医院均高于40.00，未达标。上海市二级医疗机构在抗菌药物使用强度方面也存在同样问题，除二级妇幼保健院达标外，二级综合医院、二级中医医院均未达标。上海市二级医疗机构和三级医疗机构平均抗菌药物使用强度未达标，高于全国和核心医院，各医疗机构仍需进一步加强对抗菌药物使用的管控，加强处方点评工作，促进临床合理用药和抗菌药物使用强度的下降。

2023年，二级医疗机构、三级医疗机构碳青霉烯类药物使用量均较去年上升；三级医疗机构中，喹诺酮类使用量上升至第一位；二级医疗机构中，三代头孢菌素使用量排名第一；二三级医疗机构抗菌药物品种使用量排名第一位均为左氧氟沙星。医疗机构应合理应用碳青霉烯类和喹诺酮类药物，减少多重耐药菌的产生和传播。

（二）社区医疗机构

根据社区医疗机构基本情况调查数据，2023年药品收入占医疗收入的71.01%，同比下降2.55%；在药品收入中，抗菌药物使用金额占药品收入的2.57%，同比上升55.76%，同期西药占药品收入下降4.74%，而抗菌药物使用金额上升较明显。

根据门诊处方和抗菌药物使用信息，社区卫生服务中心整体门诊抗菌药物使用率为7.68%，同比上升12.28%；门诊含抗菌药物的平均处方金额204.70元，同比上升7.04元。

社区医疗机构门诊以口服抗菌药物剂型为主，而住院以注射药物剂型为主。在抗菌药物大类上，门诊和住院用药频度排名前2位的都是二代头孢菌素、喹诺酮类，门诊排名第三位的为大环内酯类，住院排名第三位的为三代头孢菌素。在具体抗菌药物品种上，门诊使用量排前2位的是头孢克洛和左氧氟沙星，住院使用量排前2位的是左氧氟沙星和头孢曲松。社区医疗机构住院患者抗菌药物使用强度平均为25.45，为去年同期的1.39倍，上升较明显，社区医疗机构应加强抗菌药物使用强度的管控，进一步提升合理用药水平。

执笔人：李晓宇，陈璋璋，沈毅，吕迁洲

上海市抗菌药物临床应用监测网

上海市细菌耐药、抗菌药物应用和医院感染监测报告（2023年度）

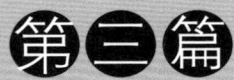

第三篇
医院感染监测与防控报告

| 三 网 年 鉴 |

上海市细菌真菌耐药监测网
上海市抗菌药物临床应用监测网
上海市医院感染防控与监测网

上海市院内感染质量控制中心（简称"质控中心"）负责上海市医院感染防控与监测网的工作，挂靠于复旦大学附属中山医院。在上海市卫生健康委和上海市医疗质量控制管理事务中心的领导下，2023年质控中心针对调研及督查工作中发现的问题，对照规范开展工作，同时调整了督查条款，在常规督查和监测工作的基础上，重点针对培训和督查工作的组织开展、特色工作及常规监测工作等展开工作。

一、培训开展情况和效果

（一）医院感染管理岗位培训班

2023年上海市医院感染管理岗位培训班于2023年6月举办，与学术年会相结合，约2 000人参加了培训。参会人员包括医院感染相关重点部门（如ICU、血液透析室、内镜室、口腔科、消毒供应中心等）负责人和新上岗的医院感染专职人员等。一天的基础课程加两天的学术年会，使参会人员既能熟悉国家相关规章制度要求，同时也能了解国际感染防控的前沿知识与最新进展；使参加培训人员对感染防控提高了认识，理清了思路，更系统地了解了医院感染监测、控制和管理的最新循证证据和国家相关规范要求，受益匪浅。达到规定听课时间者，考核通过后可获得岗位培训证书。

（二）全国学术年会

为进一步加强感染防控，提升我国感染控制能力和水平，上海市院内感染质量控制中心联合健康报社根据国内外医院感染学科发展趋势，结合时下人们关注的焦点，于2023年6月在线下召开了全国学术年会，就多重耐药菌医院感染甚至暴发流行的形势和呼吸道疾病的流行等进行学术交流。大会由1个主会场和85个分会场组成，共311场学术报告，涉及内容广、领域多，紧抓核心问题及国际前沿问题，参会人数达5 047人。

（三）其他学术培训班

承办国家卫生健康委医院管理研究所主办的"感·动中国-基层医院感染质量管理培训班"及"消毒供应质量控制管理培训班"，来自上海市各家医疗机构相关专业人员共计450余人次参加培训。举办上海市级基层医疗机构医院感染管理培训班，国家级、上海市的继续医学教育项目，以及"全球抗疫，我们在行动"系列讲座；举办上海市医院感染防控专科联盟会议及上海市级医院感控专职人员培训基地的各类培训；与上海市卫生健康委员会监督所、上海市疾病预防控制中心联合举办地标宣贯培训；与江苏、新疆等的相关机构联合举办感染防控培训等。

二、督查工作的组织开展情况

（一）年度质控督查

质控中心根据上海市卫生健康委员会和上海市医疗质量控制管理事务中心的要求，于2023年6—7月及10—11月，分组对网下各医疗机构进行了2023年质控督查。2023年上半年，以普查形式对147家医疗机构进行督查。督查内容重点关注医院感染预防与控制的重点部门与重点环节，包括：组织架构、手卫生、环境清洁消毒、重症监护病房（ICU）、新生儿和NICU（新生儿ICU）、消毒供应中心、手术室、导管和介入、内镜（消化内镜、气管镜和喉镜）室、血液净化中心、口腔科门诊、超声诊断科（包含普通超声、阴超、介入超声）。下半年对143家医疗机构进行督查，除对

2023年上半年督查中存在问题的改进情况重点关注外，督查内容涵盖组织架构、会议及培训、抗菌药物治疗前病原学送检及抗菌药物合理使用、医院感染相关监测、手卫生、环境清洁消毒、ICU、消毒供应中心、手术室、内镜（消化内镜、气管镜和喉镜）室、口腔科门诊、中医科、超声（包含普通超声、阴超、介入超声）诊断科及学术科研。督查内容结合目前国内的最新规范、地方标准和国际上的相关指南，以现场督查为主。质控中心根据国家卫健委医院管理研究所发布的《关于进一步推进"提高住院患者抗菌药物治疗前病原学送检率"专项行动》及2023—2025年质控中心质量改进目标的要求，对抗菌药物治疗前病原学送检及抗菌药物合理使用进行了专项督查。督查中发现各级各类医疗机构感染防控措施的落实执行还存在问题，应进一步加强培训和督导。针对4家问题较严重的医疗机构发放了整改通知，责令其限期整改，均已收到整改反馈。

（二）承担保健质控院感组督查

根据上海市保健医疗质量控制中心要求，于2023年7月和12月分别对22家医疗机构相关门诊/病房进行上半年、下半年质控督查，督查内容主要关注相关门诊/病房的手卫生、环境清洁消毒、医用织物管理、患者管理、抗菌药物合理使用、超声探头消毒等，并于下半年核查了各家医院上报的院内感染相关监测数据。督查中发现部分医疗机构门诊/病房院内感染防控措施的落实仍存在问题，予以现场指导并将督促其持续改进。

（三）上海市"三网联动"联合督查

响应国家卫生健康委等13部门联合发布的《遏制微生物耐药国家行动计划（2022—2025年）》，上海市卫生健康委整合上海市抗菌药物监测网、上海市细菌耐药监测网和上海市医院感染监测网（简称"三网"）的数据及专家资源，共同推动上海市抗菌药物管理工作，质控中心负责上海市医院感染监测网相关工作。为更有针对性地推动临床抗菌药物管理，规范临床抗菌药物选用，遏制细菌耐药，2023年11—12月，质控中心专家参加了"三网"对上海市部分医疗机构抗菌药物管理及多重耐药菌防控工作的现场督导。

三、特色工作

（一）信息化建设情况

对质控中心网站进行了进一步的更新及完善，监测报告系统就ICU三种导管相关感染监测数据、围术期抗菌药物预防使用监测数据、医院感染现患率调查数据、手卫生依从性监测数据、血培养送检率调研等数据上报增加其上传便捷性和统计方便性。质控中心搭建了信息化掌上质控督查平台，移动终端与信息系统同步，方便督查前的日程安排、督查过程中的实时录入及佐证材料的上传，并于督查结束就督查结果进行当场双方签字确认，督查结果留档保存，保证了督查结果公平、公正、公开，且方便对督查数据进行总结分析。质控中心根据WS 670—2021《医疗机构感染监测基本数据集》要求搭建了医院感染过程化监测数据平台，并已经过三级等保，目前正与相关主管部门沟通平台运行机制。

（二）推动提高抗菌药物治疗前病原学送检率

围绕国家院感质控中心年度医疗质量安全改进目标，质控中心搭建了"住院患者抗菌药物治疗前病原学送检率"数据平台，收集"血培养送检率"等重要病原学送检数据，每年收集各医疗机构病原学送检量及耐药现状数据。质控中心牵头制定了全国层面的送检率专项核查提示表，帮助各医疗机构加强病原学送检率的自我改进和对照。并在2023年下半年质控督查中结合国家卫生健康委医院管理研究所发布的《关于进一步推进"提高住院患者抗菌药物治疗前病原学送检率"专项行动》及2023—2025

年质控中心质量改进目标的要求，对抗菌药物治疗前病原学送检及抗菌药物合理使用进行了专项督查，要求各医疗机构将"提高住院患者抗菌药物治疗前病原学送检率"相关指标纳入绩效考核，推动目标有效落实。

（三）推动导管相关血流感染防控系列工作

根据国家卫健委发布的"医疗质量安全改进目标"，2023年度大力推动导管相关血流感染防控系列工作。院感质控中心联合护理质控、重症质控、急诊质控牵头制作导管相关血流感染防控系列科普教学视频，共计4组动画视频，并在上海市进行推广；同时制作血管导管相关血流感染防控措施的宣传海报，举办知识竞赛等，营造感控文化。

（四）质控调查

为进一步掌握目前上海市抗菌药物使用、微生物标本送检及耐药菌现状，每年对上海市各质控督查单位开展相关调查。

（五）科研调查

1. 2017—2022年上海市眼科Ⅰ类切口手术围术期抗菌药物预防使用分析

2017—2022年，上海市二级甲等及以上级别医疗机构共上报54 868例眼科Ⅰ类手术。围术期抗菌药物预防性使用率分别是：三级综合医院为4.72%，三级专科医院为1.79%，三级中医医院为3.22%，二级综合医院为6.63%。总体呈逐年下降趋势，由2017年的6.39%降至2022年的2.31%。不同类别医院的围术期抗菌药物预防性使用率，二级综合医院由2017年的12.93%下降至2022年的0.53%，下降幅度最显著。全身静脉预防性使用抗菌药物术前0.5~1 h给药比例，三级专科医院最高，为88.17%；三级综合医院最低，为71.53%。术后24 h内抗菌药物停药率，三级中医医院最高，为48.18%；三级专科医院最低，为13.26%（表3-1）。抗菌药物预防使用类型以一代头孢菌素、二代头孢菌素、喹诺酮类及三代头孢菌素为主。抗菌药物选择合理率，三级综合医院最高，为17.13%；三级专科医院最低，为1.08%（表3-2）。

上海市二级甲等及以上级别医院眼科Ⅰ类切口围术期抗菌药物预防性使用在用药品种和用药途径仍存在一定不合理现象，术前0.5～1 h给药率及术后24 h内抗菌药物停药率有待进一步提高，需加强管理以促进抗菌药物得到更加合理的应用。

表3-1 2017—2022年眼科Ⅰ类切口围术期抗菌药物使用基本情况

基本情况	三级综合	三级专科	三级中医	二级综合	χ^2	P值
预防用药用药率（%）	4.72	1.79	3.22	6.63	381.93	<0.01
术前0.5～1 h给药例数和比例（%）	927（71.53）	246（88.17）	98（85.22）	456（83.21）	58.16	<0.01
术后使用例数和比例（%）	524（40.43）	74（26.52）	100（86.96）	429（78.28）	347.06	<0.01
术后抗菌药物使用天数（d）	1.95±1.13	1.82±1.14	1.1±0.39	1.45±0.64	97.66	<0.01
术后24 h内抗菌药物停药例数和比例（%）	250（19.29）	37（13.26）	93（80.87）	264（48.18）	352.56	<0.01

表3-2 2017—2022年不同医院类别围术期预防使用抗菌药物选择合理性及排名前3的品种

医院类型		抗菌药物选择合理率			用药排名前3		
		用药例次（例）	合理例次（例）	合理率（%）	药品种类[例（%）]	药品种类[例（%）]	药品种类[例（%）]
三级	综合	1 296	222	17.13	一代头孢菌素[615（47.45）]	二代头孢菌素[433（33.41）]	喹诺酮类[98（7.56）]
三级	专科	279	3	1.08	二代头孢菌素[192（69.57）]	一代头孢菌素[76（27.54）]	三代头孢菌素[4（1.45）]
三级	中医	115	11	9.57	一代头孢菌素[88（76.52）]	二代头孢菌素[28（23.45）]	三代头孢菌素[10（8.70）]
二级	综合	548	88	16.06	一代头孢菌素[261（47.63）]	二代头孢菌素[183（33.39）]	喹诺酮类[87（15.88）]

2. 与三级医疗机构相比，二级医疗机构似乎面临更严峻微生物耐药问题（来自上海的研究）

本研究共纳入上海市92家医院，其中二级医疗机构50家（54.35%），三级医疗机构42家（45.65%）。所有医院的抗微生物药物总使用率为40.60%，二级医疗机构（46.06%）明显高于三级医疗机构（38.86%，$P<0.001$）。二级医疗机构的MRSA、VRE和CREC检出率明显高于三级医疗机构，但三级医疗机构的CRAB和CRKP检出率高于二级医疗机构，不同级别医院的CRPA检出率无差异。不同级别医院CRAB、CRPA、CREC和CRKP的标本来源构成不同（$P<0.001$）。VRE检出率与抗微生物药物使用增加有关（$P<0.05$）（表3-3和表3-4）。

上海二级医疗机构抗微生物药物使用率高于三级医疗机构，3种多重耐药菌检出率高于三级医疗机构，可能面临更多挑战和风险。三级医疗

表3-3 不同级别医院多重耐药菌检出情况[a]

多重耐药菌	合计	二级医疗机构	三级医疗机构	χ^2	P
MRSA	47.85%（7 694/16 081）	52.98%（2 830/5 342）	45.29%（4 864/10 739）	84.40	<0.001
VRE	0.25%（50/19 650）	0.68%（38/5 571）	0.09%（12/14 079）	56.03	<0.001
CRAB	58.2%（8 531/14 657）	52.69%（2 462/4 673）	60.79%（6 069/9 984）	85.88	<0.001
CRPA	29.27%（6 238/21 310）	28.97%（2 454/8 472）	29.47%（3 784/12 838）	0.64	0.424
CREC	2.99%（1 086/36 263）	3.29%（416/12 631）	2.84%（670/23 632）	5.95	0.015
CRKP	28.58%（8 752/30 625）	25.92%（2 640/10 187）	29.91%（6 112/20 438）	53.02	<0.001

注：MRSA，甲氧西林耐药金黄色葡萄球菌；VRE，万古霉素耐药肠球菌；CRAB，碳青霉烯类耐药鲍曼不动杆菌；CRPA，碳青霉烯类耐药铜绿假单胞菌；CREC，碳青霉烯类耐药大肠埃希菌；CRKP，碳青霉烯类耐药肺炎克雷伯菌。

[a]：多重耐药菌的检出率 = 多重耐药菌检出的菌株数/该病原体检出的菌株总数 × 100%

表 3-4　不同级别医院的不同标本中多重耐药菌的检出情况 [a]

标本类型	多重耐药菌	合计	二级医疗机构	三级医疗机构	χ^2	P
痰液	MRSA	58.8%（3 618/6 153）	68.6%（1 348/1 965）	54.2%（2 270/4 188）	114.45	<0.001
	CRAB	60.89%（6 019/9 885）	54.59%（1 731/3 171）	63.87%（4 288/6 714）	77.85	<0.001
	CRPA	33.81%（4 216/12 470）	33.35%（1 751/5 250）	34.14%（2 465/7 220）	0.85	0.358
	CREC	5.73%（160/2 793）	6.35%（59/929）	5.42%（101/1 864）	1.00	0.318
	CRKP	29.96%（4 435/14 802）	28.15%（1 447/5 140）	30.93%（2 988/9 662）	12.30	<0.001
血液	MRSA	46.24%（517/1 118）	48.39%（195/403）	45.03%（322/715）	1.17	0.280
	VRE	0.02%（1/4 220）	0.07%（1/1 487）	0%（0/2 733）	—	0.352#
	CRAB	53.83%（246/457）	45%（63/140）	57.73%（183/317）	6.33	0.012
	CRPA	17.47%（94/538）	14.53%（26/179）	18.94%（68/359）	1.62	0.204
	CREC	2.28%（63/2 759）	3.69%（30/814）	1.7%（33/1 945）	10.17	0.001
	CRKP	31.86%（663/2 081）	29.6%（177/598）	32.77%（486/1 483）	1.98	0.160
尿液	MRSA	51.44%（322/626）	58.37%（129/221）	47.65%（193/405）	6.57	0.010
	VRE	0.41%（35/8 483）	1.19%（29/2 447）	0.1%（6/6 036）	49.95	<0.001
	CRAB	42.66%（497/1 165）	45.24%（209/462）	40.97%（288/703）	2.08	0.149

（续表）

标本类型	多重耐药菌	合计	二级医疗机构	三级医疗机构	χ^2	P
尿液	CRPA	18.66% (458/2 455)	18.77% (189/1 007)	18.58% (269/1 448)	0.01	0.905
	CREC	2.63% (510/19 373)	3.53% (239/6 771)	2.15% (271/12 602)	32.69	<0.001
	CRKP	30.21% (1 805/5 975)	29.09% (573/1 970)	30.76% (1 232/4 005)	1.76	0.185

注：MRSA，甲氧西林耐药金黄色葡萄球菌；VRE，万古霉素耐药肠球菌；CRAB，碳青霉烯类耐药鲍曼不动杆菌；CRPA，碳青霉烯类耐药铜绿假单胞菌；CREC，碳青霉烯类耐药大肠埃希菌；CRKP，碳青霉烯类耐药肺炎克雷伯菌。

a：某种类型标本中某种多重耐药菌的检出率＝某种标本中多重耐药菌的数量/这种病原体在一种类型标本中检测到的菌株总数×100%

#：Fisher确切概率法

机构耐碳青霉烯类革兰阴性菌问题仍严峻。VRE检出率与抗微生物药物使用增加有关，仍需继续加强抗微生物药物管理。有必要根据不同级别医院的抗微生物药物使用和耐药情况制定个性化防控策略。

3. ICU耐碳青霉烯肺炎克雷伯菌定植与传播研究

为了探讨和分析ICU中CRKP菌株特征与传播路径，选取2023年1—10月某外科监护室CRKP临床感染株17株、主动筛查株5株、环境分离株7株进行全基因组测序分析，并比较其耐药基因、毒力基因、ST分型差异，根据系统发育树分析其传播路径。29株CRKP分别携带4~18种耐药基因、52~98个毒力基因，3组CRKP的耐药基因、毒力基因的数量及基因型别分布无显著差异。ST分型显示，29株CRKP主要包含ST11和ST15两大类，基于核心基因组构建的系统发育树显示7组CRKP存在较近的亲缘关系，4组有较为明确的流行病学关联。

ICU的CRKP携带较多的耐药基因、毒力基因，部分菌株ST分型和系统发育树高度同源，存在交叉传播的可能，今后应加强防控措施以减少CRKP的传播（表3-5至表3-7和图3-1）。

表 3-5 3 组 CRKP 耐药基因的型别分布

耐药分类	基因型别	主动筛查 ($n=5$)	临床感染 ($n=17$)	环境采样 ($n=7$)	P 值
耐药基因数量（IQR）		11（9.5～15.0）	11（10.0～12.0）	11（6.0～12.0）	0.561
碳青霉烯酶	bla_{KPC}	2	14	6	0.118
	bla_{OXA}	1	5	2	0.916
	bla_{NDM}	2	0	0	0.006
	bla_{IMP}	0	0	1	0.196
β-内酰胺酶	bla_{CTX}	4	13	6	0.878
	bla_{LAP}	3	8	4	0.832
	bla_{OKP}	1	0	0	0.083
	bla_{SHV}	2	15	7	0.016
	bla_{TEM}	4	13	4	0.577
氨基糖苷类	AAC	3	12	2	0.164
	aadA	1	6	3	0.709
	RmtB	3	7	5	0.371
	aph（3″）-Ib	1	2	0	0.510
	aph（6）-Id	1	2	0	0.510
喹诺酮类	Qnr	3	10	5	0.841
磷霉素	FosA	5	17	7	—
链霉素类	MphA	0	2	0	0.469
磺胺类	Sul1	1	2	0	0.510
	Sul2	4	10	4	0.660
甲氧苄啶	DfrA 1	0	1	0	0.694
	DfrA 14	4	8	4	0.425
	DfrA 27	1	2	0	0.510
替加环素	TetA	3	16	5	0.137
	TetD	1	1	0	0.390
黏菌素	mcr	1	0	0	0.083
氯霉素	catA	3	8	2	0.536
外排泵	OqxA	2	8	2	0.703
	OqxB	2	8	2	0.703

注："—"表示无法进行统计检验

表 3-6　3 组 CRKP 毒力基因分布

毒力基因分类	基因型别	主动筛查 ($n=5$)	临床感染 ($n=17$)	环境采样 ($n=7$)	P 值
毒力基因数量（IQR）		97（66.5~97.5）	93（82.5~96.0）	87（82.0~95.0）	0.672
荚膜	rmpA	3	3	1	0.118
	rmpA2	3	8	4	0.832
	magA	0	0	0	—
	wcaG	0	0	0	—
脂多糖	uge	0	0	0	—
	wabG	0	0	0	—
铁载体	entB	5	17	7	—
	irp2	3	16	6	0.151
	iucB	3	9	5	0.703
	iutA	3	9	5	0.703
	iroNB	0	0	0	—
	ybtA	3	16	6	0.151
	kfuBC	0	0	0	—
	aero	0	0	0	—
菌毛	fimH	5	17	7	—
	mrkD	5	17	7	—
peg-344	peg-344	0	0	0	—

注："—"表示无法进行统计检验

表 3-7　7 组同源的 CRKP 传播路径分析

分组	菌株编号	采样日期	入 ICU 日期	流行病学关联	ST 分型	耐药基因聚类	系统发育树	可能传播路径
Z1	P6	2023/04/11	2023/03/10	同一患者	ST11	2 个耐药基因有差异	高度同源	定植继发感染
	S3	2023/04/12	2023/03/10		NA[a]			
Z2	P7	2023/04/13	2023/01/05	同一患者	ST11	P7 和 S5 分布完全一致；P7 和 S2 有 1 个耐药基因有差异	高度同源	定植继发感染 定植-定植
	S2	2023/04/24	2023/01/05		ST11			
	S5	2023/02/15	2023/01/10	1 床	ST11			

（续表）

分组	菌株编号	采样日期	入ICU日期	流行病学关联	ST分型	耐药基因聚类	系统发育树	可能传播路径
Z3	P8	2023/04/24	2023/04/14	2床	ST15	分布完全一致	高度同源	交叉传播
	P9	2023/05/04	2023/04/18	23床	ST15			
Z4	E7	2023/06/13	—	22/23-洗手池	ST15	分布完全一致	高度同源	感染-环境污染
	P13	2023/06/05	2023/04/20	24床	ST15			
Z5	P5	2023/04/14	2023/04/05	11床	ST11	1个耐药基因有差异	高度同源	未知
	P14	2023/08/14	2023/08/14	19床	ST11			
Z6	E2	2023/03/08	—	25床	ST11	4个耐药基因有差异	高度同源	未知，疑似P1患者环境污染
	P1	2023/01/11	2022/12/28	6床	ST11			
Z7	E4	2023/06/06	—	心电图机	ST859	3个耐药基因有差异	高度同源	未知
	E5	2023/06/06	—	23床床旁椅	ST859			

a: 根据现有的管家基因没有匹配到主流的ST分型

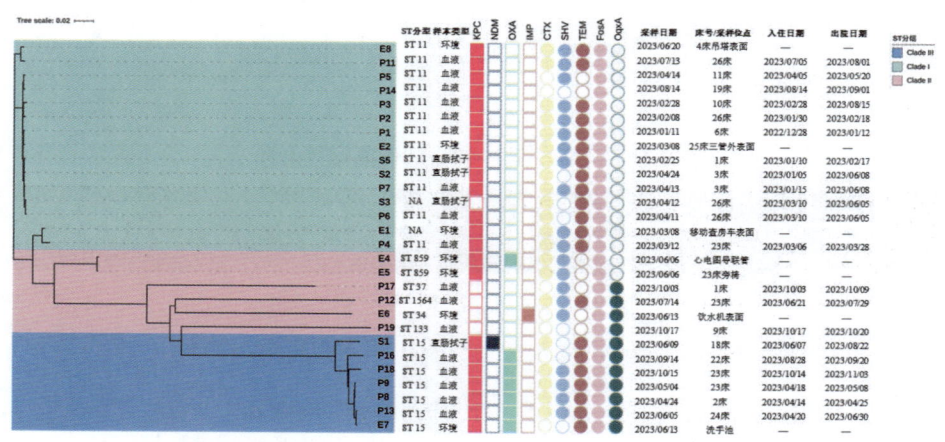

图3-1　28株CRKP基于cgMLST构建的系统发育树

注：每个样本的分支线长度代表进化变异的程度，两份样本之间的分支线长度和越短代表差异越小，进化距离越近；左上角为本次进化树的遗传变异度标尺，取固定值0.02；S4样本由于与其他样本距离过远而舍去分析；一些典型耐药基因、采样地点和时间也在图中进行展示

4. 上海市94家医疗机构内镜终末漂洗用水管理的现场调查

为了调查上海市各级医疗机构内镜中心终末漂洗用水的管理现状，为提高用水质量、制定质控标准及监管措施提供依据，2023年质控中心在督查期间，现场对所督查医疗机构的内镜中心进行终末漂洗用水的管理调研，调研内容包含终末漂洗水的管理、采样和检测方法、水路消毒方法。

在质控调查的106家医疗机构中，有94家医院配备了内镜中心；不到30%的医疗机构对检查性内镜和治疗性内镜分区域进行独立的清洗和消毒，而大约15%的内镜中心无独立的纯化水处理系统；三级医疗机构、二级医疗机构和社会办医院的内镜终末漂洗水中使用纯化水的比例分别为85.7%、87.8%和90.9%；调查发现78.6%的三级医疗机构、51.2%的二级医疗机构和81.8%的社会办医院每月对终末漂洗水进行采样监测（$P<0.05$）；通过投放含氯等化学消毒剂的方式消毒管路的比例分别为14.3%、22.0%和18.2%；使用R2A平板培养纯化水的比例分别是35.7%、36.6%和27.3%，各级医院之间无统计学差异（表3-8至表3-10）。

上海市内镜用水现状不容乐观，存在管理人员认知不足、医院重视程度不够、临床执行不统一、监管力度不够等现象，今后应开展针对性培训，以降低感染发生风险。

表 3-8 医疗机构内镜中心基本情况构成比

项目		三级医疗机构（$n=42$）		二级医疗机构（$n=41$）		社会办医院（$n=11$）		χ^2值	P值
		数量	构成比（%）	数量	构成比（%）	数量	构成比（%）		
独立的纯化水处理系统	是	36	85.70	31	75.60	10	90.90	1.803	0.439
	否	6	14.30	10	24.40	1	9.10		
开展治疗性操作	是	40	95.20	31	75.60	8	72.70	7.775	0.018
	否	2	4.80	10	24.40	3	27.30		

（续表）

项目		三级医疗机构 ($n=42$)		二级医疗机构 ($n=41$)		社会办医院 ($n=11$)		χ^2值	P值
		数量	构成比(%)	数量	构成比(%)	数量	构成比(%)		
终末漂洗水培养检测地点	医院微生物实验室	39	92.90	31	75.60	5	45.50	14.645	0.002
	外送第三方机构	2	4.80	7	17.10	6	54.50		
	其他	1	2.40	3	7.30	0	0.00		
检查性内镜和治疗性内镜洗消方式	区域未区分，且未区分清洗时间	14	33.30	13	31.70	2	18.20	1.749	0.807
	区域未区分，但会区分清洗时间	16	38.10	19	46.30	6	54.50		
	区域完全独立，洗消流程互不交叉	12	28.60	9	22.00	3	27.30		

表3-9　医疗机构内镜用水基本情况构成比

项目		三级医疗机构 ($n=42$)		二级医疗机构 ($n=41$)		社会办医院 ($n=11$)		χ^2值	P值
		医院数	构成比(%)	医院数	构成比(%)	医院数	构成比(%)		
内镜的终末漂洗水	自来水	0	0.00	0	0.00	0	0.00	1.181	0.979
	纯化水	36	85.70	36	87.80	10	90.90		
	无菌水	3	7.10	2	4.90	1	9.10		
	其他	3	7.10	3	7.30	0	0.00		

（续表）

项目		三级医疗机构（n=42）		二级医疗机构（n=41）		社会办医院（n=11）		χ^2值	P值
		医院数	构成比（%）	医院数	构成比（%）	医院数	构成比（%）		
终末漂洗水的管路消毒方式	投放含氯等化学消毒剂	6	14.30	9	22.00	2	18.20	2.443	0.666
	无消毒措施	33	78.60	27	65.90	9	81.80		
	其他消毒措施	3	7.10	5	12.20	0	0.00		

表 3-10　医疗机构内镜用水采样监测方式构成比

项目		三级医疗机构（n=42）		二级医疗机构（n=41）		社会办医院（n=11）		χ^2值	P值
		医院数	构成比（%）	医院数	构成比（%）	医院数	构成比（%）		
内镜水采样方式	无菌瓶收集	37	88.10	35	85.40	11	100.00	1.677	0.851
	痰杯	1	2.40	1	2.40	0	0.00		
	其他	4	9.50	5	12.20	0	0.00		
终末漂洗水的采样监测频率	每个月	33	78.60	21	51.20	9	81.80	8.729	0.042
	每季度	9	21.40	17	41.50	2	18.20		
	每半年	0	0.00	0	0.00	0	0.00		
	其他	0	0.00	3	7.30	0	0.00		
纯化水的接种的方式	棉签蘸取后涂抹至平板上	16	38.10	15	36.60	3	27.30	2.480	0.665
	滤膜法过滤后接种至平板上	16	38.10	11	26.80	4	36.40		
	其他方式	10	23.80	15	36.60	4	36.40		
纯化水培养所用平板	R2A平板	15	35.70	15	36.60	3	27.30	0.324	0.909
	其他平板	27	64.30	26	63.40	8	72.70		

5. 2018—2022年上海市内镜中心医院感染管理质量督查结果分析

为了解上海市医疗机构软式内镜医院感染管理现状，分析2018—2022年软式内镜医院感染管理质量变化趋势，根据《软式内镜清洗消毒技术规范》（WS 507—2016）将上海市质控中心每年制定的督查条款划分为组织管理、布局流程、洗消流程、环境消杀、终末漂洗水、记录和监测、职业防护7个质控项目，每个质控项目根据现场得分情况及整改意见进行判定，提出有整改意见的项目结果判定为"不合格"，反之则为"合格"。收集和分析2018—2022年质控中心质量督查结果，分别计算不同级别医院、不同年份质控项目合格率。2018—2022年，上海市质控中心网下医疗机构的组织管理、终末漂洗水、环境消杀、职业防护总体合格率≥90.00%，洗消流程、记录和监测总体合格率≥80.00%，年间合格率差异无统计学意义（$P>0.05$）；布局流程总体合格率78.81%，新冠疫情发生前合格率显著高于疫情期间（$P<0.001$）。不同级别医院组织管理、布局流程、洗消流程、职业防护、记录和监测合格率差异无统计学意义（$P>0.05$），终末漂洗水、环境消杀合格率差异有统计学意义（$P<0.05$）。上海市软式内镜医院感染管理质控合格率高，疫情期间布局流程合格率低于疫情前，其他质控项目近5年无明显变化。洗消流程、记录和监测是管理薄弱环节，建议采取针对性培训、督查措施（表3-11、表3-12）。

表3-11　2018—2022年上海市软式内镜质控项目合格情况［次（%）］

项　目	2018年 （$n=93$）	2019年 （$n=100$）	2020年 （$n=104$）	2021年 （$n=103$）	2022年 （$n=109$）	合计 （$n=509$）	χ^2值	P值
组织管理	91 （97.85）	100 （100.00）	104 （100.00）	—	—	295 （99.66）	4.417	0.110
布局流程	89 （95.70）	97 （97.00）	70 （67.31）	72 （69.90）	70 （64.22）	398 （78.81）	59.631	0.000
洗消流程	77 （82.80）	82 （82.00）	90 （86.54）	93 （89.32）	93 （85.32）	435 （86.14）	6.442	0.169
记录和监测	76 （81.72）	83 （83.00）	95 （91.35）	84 （81.55）	91 （83.49）	429 （84.95）	5.583	0.233

（续表）

项目	2018年 ($n=93$)	2019年 ($n=100$)	2020年 ($n=104$)	2021年 ($n=103$)	2022年 ($n=109$)	合计 ($n=509$)	χ^2值	P值
终末漂洗水	85（91.40）	92（92.00）	96（92.31）	97（94.17）	100（91.74）	470（93.07）	3.280	0.510
环境消杀	—	—	100（97.09）	98（98.00）	98（89.91）	296（94.87）	3.642	0.162
职业防护	—	—	100（96.15）	99（99.00）	109（100.00）	308（98.72）	4.322	0.115

注："—"指未进行质控督查

表3-12　不同等级医院质控项目合格情况［次（%）］

项目	医院级别				χ^2值	P值
	三级综合	三级专科	二级医疗机构	社会办		
组织管理	128（99.22）	29（100.00）	111（99.11）	27（100.00）	0.480	0.923
布局流程	173（80.09）	42（79.25）	146（78.07）	37（69.81）	2.677	0.444
洗消流程	182（84.26）	47（88.68）	161（86.10）	45（84.91）	0.767	0.857
记录和监测	181（83.80）	46（86.79）	155（82.89）	47（88.68）	1.339	0.720
终末漂洗水	209（96.76）[a]	49（92.45）	170（90.91）	42（79.25）[a]	19.350	0.000
环境消杀	116（88.55）[b]	34（97.14）	110（99.10）[b]	36（92.31）	12.146	0.007
职业防护	128（97.71）	34（97.14）	107（96.40）	39（100.00）	1.576	0.665

注：[a]指三级综合医院合格率高于社会办医院；[b]指二级医疗机构合格率高于三级综合医院

四、常规监测工作

质控中心从2005年开始陆续开展医院感染监测数据上报工作。2016年国家医院感染质控中心启动了"医院感染监测信息化试点工作"，上海作为国家卫健委指定试点省份之一，2017年起全面启动医院感染监测信息上报工作，对上报数据和要求进一步规范，并开发了数据上报系统。监测项目包括ICU目标性监测、围术期抗菌药物预防用药调查、血培养送检率调查、手卫生依从性监测、手卫生用品耗量监测、医院感染现患率调查、职业暴露网上直报等工作,并通过督导综合干预的依从性进行持续质量改进。

(一) ICU目标性监测

- 监测时间:每天持续监测,感控专职人员每周至少两次赴现场监测。
- 监测人群:医院内所有ICU内入住患者,住ICU未跨越凌晨0点的患者不计算在内。
- 住院天数和插管天数:用该住院患者住院期间跨越凌晨0点的天数来计算。
- 监测内容:患者基本信息、相关危险因素、导管留置情况及医院感染发生情况。
- 上报时间:每月10日前上报前一个月数据。

2004年持续监测至今,2023年上海市导管相关血流感染(CLABSI)发生率为0.43例/千插管日,导尿管相关尿路感染(CAUTI)发生率为1.35例/千插管日,呼吸机相关肺炎(VAP)发生率为2.05例/千插管日,导管感染发生率均较2022年有所下降(表3-13)。

表3-13　上海市2021—2023年ICU 3种导管相关感染发生率(例/千插管日)

感染类型	2021年			2022年			2023年		
	插管日数(d)	感染例数	感染率(‰)	插管日数(d)	感染例数	感染率(‰)	插管日数(d)	感染例数	感染率(‰)
CLABSI	376 843	215	0.57	276 440	182	0.66	380 896	163	0.43
CAUTI	421 566	617	1.46	301 906	457	1.51	419 558	566	1.35
VAP	220 453	927	4.20	160 016	485	3.03	219 538	449	2.05

注:CLABSI,导管相关血流感染;CAUTI,导尿管相关尿路感染;VAP,呼吸机相关肺炎

（二）围术期抗菌药物预防用药监测

- 监测时间：针对每年4月和10月所有出院的手术患者，如当月出院的手术患者超过1 500例，仅调查当月15日以后（含15日）出院的患者。
- 监测人群：所有手术患者，排除手术前和手术后存在感染的患者、活检患者、急诊手术。
- 监测内容：患者手术前后抗菌药物预防性使用情况。
- 上报时间：下个月10日前。
- 备注：切口分类标准按照《外科手术部位感染预防和控制技术指南（试行）》，即Ⅰ类（清洁）切口、Ⅱ类（清洁-污染）切口、Ⅲ类（污染）切口、Ⅳ类（污秽-感染）切口。

质控中心从2004年起即要求有关医疗机构调查其围术期抗菌药物预防性使用情况。2023年，质控中心监测77 879例手术患者，Ⅰ类手术切口预防用药率为24.54%，较2022年有所下降（图3-2）。

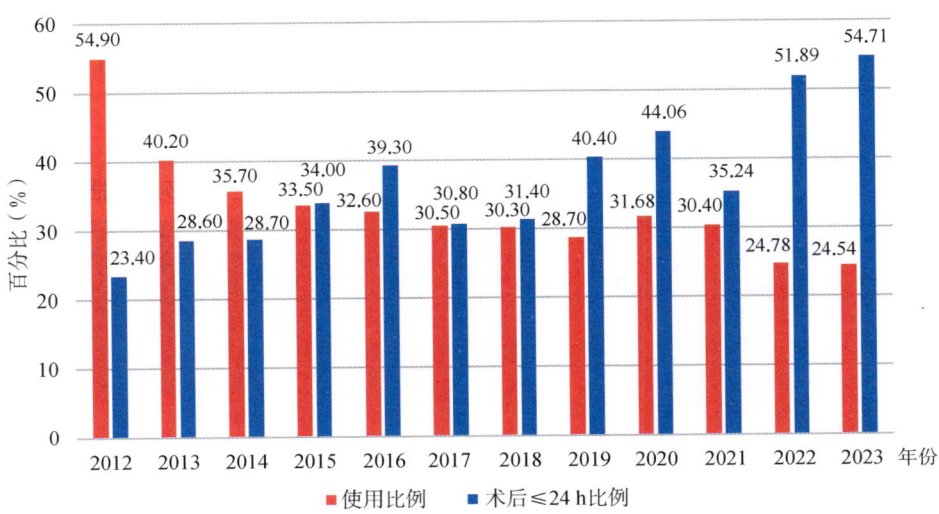

图3-2　2012—2023年Ⅰ类手术切口预防用药情况

（三）血培养送检率调查

- 监测时间：每年3月、6月、9月、12月的第二周的周四。
- 监测人群：调查前3天（周一至周三）出现发热、体温≥38.5℃的全体患者。
- 监测内容：患者血培养送检情况及相关危险因素，例如肺炎、留置中心静脉导管超过5天。
- 上报时间：截止调查后10天内。

2009年起，上海市即要求各医疗机构常规开展血培养送检率调查。2023年留置中心静脉导管≥5 d的发热患者血培养送检率为79.70%，怀疑院内肺炎或VAP的发热患者血培养送检率为75.98%，已送检痰标本的发热患者血培养送检率80.20%，血培养送检率有待进一步推动（图3-3）。

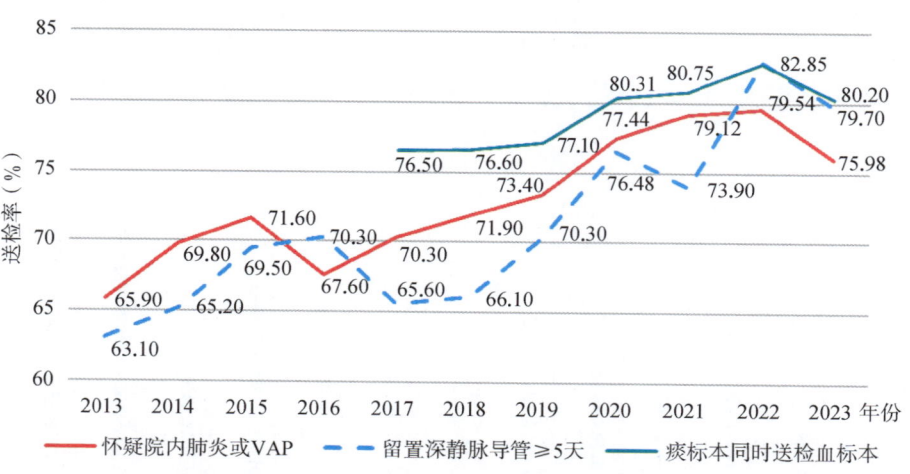

图3-3　2013—2023年血培养送检率变化趋势

（四）手卫生用品耗量监测

- 监测时间：每月。
- 监测人群：医院所有临床部门。

- 监测内容：各临床部门不同手卫生用品领用量。
- 上报时间：每月10日前上报前一个月数据。

手卫生用品耗量共监测22 206 771床日数，ICU手卫生用品耗量和病区手卫生用品耗量较2022年均有所回落（图3-4）。

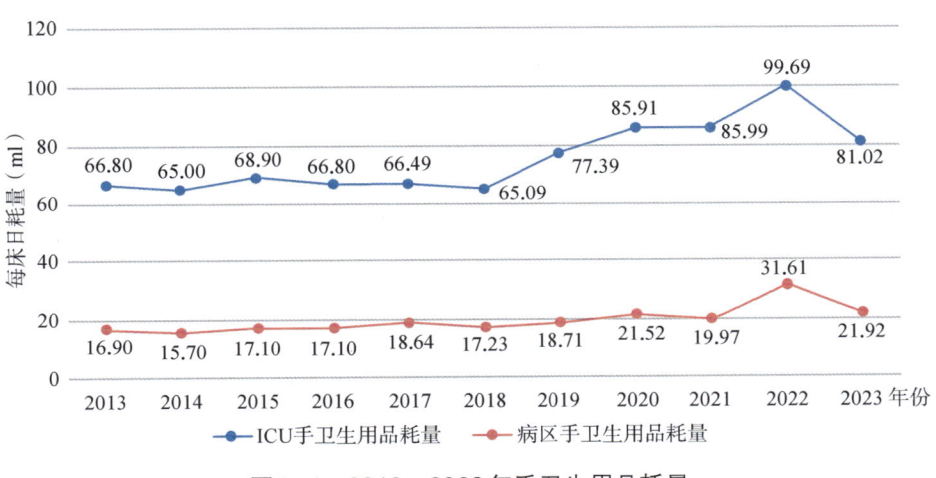

图3-4　2013—2023年手卫生用品耗量

（五）手卫生依从性监测

- 监测时间：每个部门每周至少1次，每次不超过20 min。
- 监测人群：至少两个部门，如有ICU应至少涵盖1个，所有观测期间工作人员的手卫生操作。
- 监测内容：手卫生依从性及正确率。
- 上报时间：每月10日前上报前一个月数据。

2023年度共监测153 337个手卫生指征，手卫生依从性90.51%，与2022年基本持平（图3-5）。

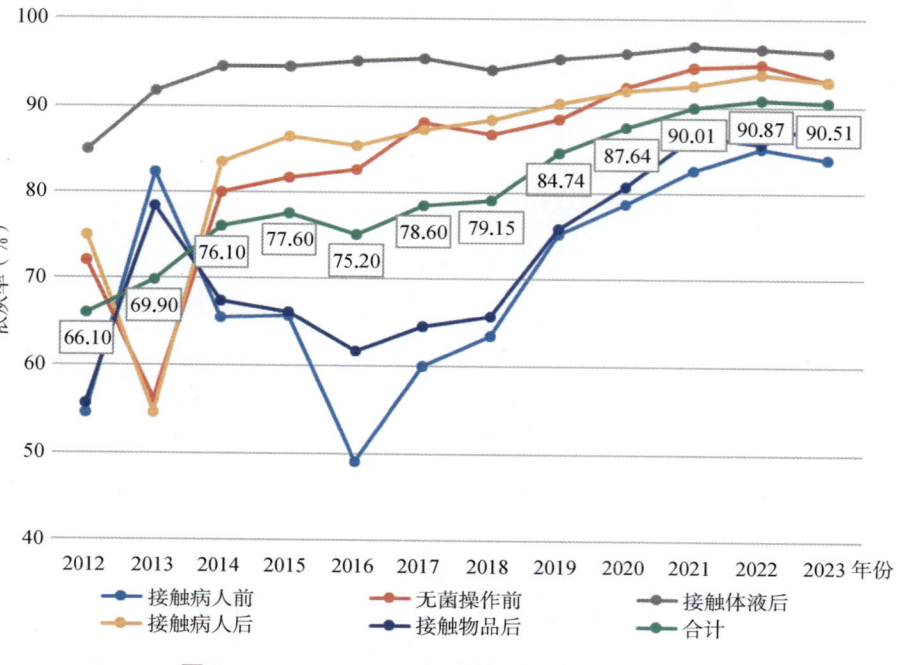

图 3-5　2012—2023 年手卫生依从性变化趋势

（六）医院感染现患率调查

- 监测时间：每年 11 月或 12 月某一天，根据通知。
- 监测人群：调查日期所有在住患者，包括当天出院者，不包括当天住院者，体检和日间病房排除在外。
- 监测内容：患者基本信息，感染发生情况及抗菌药物使用情况。
- 上报时间：调查后的一月内。

上海市二级以上医疗机构根据市院感质控中心的通知要求，对 2023 年 12 月 12 日所有在住患者进行医院感染现患率调查。共调查 86 714 人，现患率为 2.22%，较 2022 年进一步下降（图 3-6）。

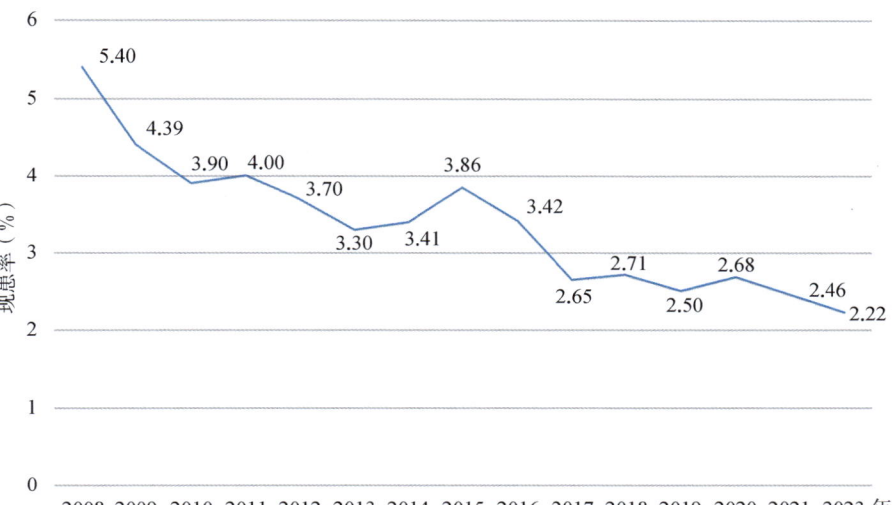

图 3-6　2008—2023 年医院感染现患率变化趋势

执笔人：陈翔，高晓东
上海市医院感染防控与监测网

上海市细菌耐药、抗菌药物应用和医院感染监测报告（2023年度）

第四篇
"三网联动"综合评分标准

| 三 网 年 鉴 |

上海市细菌真菌耐药监测网
上海市抗菌药物临床应用监测网
上海市医院感染防控与监测网

上海市卫生健康委员会抗菌药物临床应用与管理专家委员会尝试发挥多学科合作优势，设置一些综合指标，用于评价医院的感染病诊治、耐药菌监测、抗菌药物合理应用和医院感染防控水平，引导医院更加注重内涵建设，加强专业团队建设、科学化管理。这些指标的意义更多在于其导向作用，同时这一评分标准将在实践中逐步优化。

一、复合指标

（一）感染病诊治多学科专业队伍建设（45分）

1. 感染专业医生（10分，培元实践基地单位本项满分）

（1）有从事细菌真菌感染诊治方向医生（3分）。

（2）有细菌真菌感染诊治病区或医疗组（3分）。

（3）有参加培元理论培训或实践培训医生（2分）。

（4）感染科医生主导感染病诊治和抗菌药物应用会诊（2分）。

2. 感染专业药师［10分，中国医院协会、中华医学会临床药师（感染专业）培训基地本项满分］

（1）有感染专业药师（3分）。

（2）有参加培英理论学习临床药师（2分）。

（3）有完成国家临床药师培训抗感染专业临床药师（3分）。

（4）感染专业药师参与感染病诊治、抗菌药物应用与管理（2分）。

3. 临床微生物专业人员（10分）

（1）专职临床微生物专业人员超过每200床1位，不足2分，无专职人员0分(4分)。

(2)有具备检验医师资格人员(2分)。

(3)派员参加上海市细菌真菌耐药监测网培训或全国细菌耐药监测网(CARSS)实践培训(2分)。

(4)派员参加培微理论培训(2分)。

4. 医院感染防控专业人员(10分)

(1)医院感染管理科人员配备(4分);医院每250张开放床位配备1名医院感染防控专职人员,配备率不足50%扣4分,不足75%扣2分,不足80%扣1分。

(2)医院感染管理科人员结构(3分);医师占比不低于30%,护士占比不高于40%,其他人员占比不高于30%,每一类不满足扣1分。

(3)医院感染管理科人员培训(3分);工作不满5年的专职人员应参加上海市院内感染质量控制中心举办的岗位培训班(1分);所有专职人员每年必须参加不少于30学时的继续教育(1分);安排重点部门负责人参加医院感染防控培训(1分)。

5. 感染病诊治与抗菌药物管理多学科协同机制(5分)

(1)感染病诊治多学科会诊机制(3分)。

(2)抗菌药物管理团队由多学科构成(2分)。

(二)抗菌药物采购目录优化(45分)

1. 全部采购品种数与推荐品种(表4-1)重合度(25分)

(1)采购品种中≥90%为推荐品种(25分)。

(2)采购品种中≥85%为推荐品种(22分)。

(3)采购品种中≥80%为推荐品种(18分)。

(4)采购品种中≥75%为推荐品种(12分)。

(5)采购品种中≥70%为推荐品种(5分)。

(6)采购品种中为推荐品种者<70%(0分)。

2. 采购目录中有青霉素、苄星青霉素、呋喃妥因、复方磺胺甲噁唑、氟胞嘧啶5个品种（10分）

（1）有4种及以上（10分）。

（2）有3种（8分）。

（3）有2种（5分）。

（4）有1种（2分）。

（5）无（0分）。

3. 采购目录中有头孢唑林、头孢呋辛（注射剂）（10分，缺1种扣5分）

表4-1 抗菌药物推荐品种

抗菌药物类别	品 种
青霉素类	青霉素G 苄星青霉素 苯唑西林 氯唑西林 阿莫西林 氨苄西林 哌拉西林
一代头孢	头孢唑林 头孢拉定
二代头孢	头孢呋辛 头孢克洛
三代头孢	头孢噻肟 头孢曲松 头孢地嗪 头孢他啶 头孢克肟 头孢托仑酯 头孢卡品酯
四代头孢	头孢吡肟
单环类	氨曲南
β-内酰胺酶抑制剂及复方制剂	阿莫西林-克拉维酸 氨苄西林-舒巴坦 哌拉西林-他唑巴坦（8∶1）

（续表）

抗菌药物类别	品 种
β-内酰胺酶抑制剂及复方制剂	头孢哌酮-舒巴坦（2∶1） 替卡西林-克拉维酸 舒巴坦 头孢他啶-阿维巴坦
头霉素类	头孢西丁 头孢美唑
碳青霉烯类	亚胺培南/西司他丁 美罗培南 厄他培南
青霉烯类	法罗培南
氧头孢烯类	拉氧头孢
氨基糖苷类	庆大霉素 阿米卡星 异帕米星
大环内酯类	红霉素 交沙霉素 乙酰麦迪霉素 阿奇霉素 克拉霉素 罗红霉素
林可酰胺类	克林霉素
四环素类	多西环素 米诺环素 替加环素 奥马环素 依拉环素
多肽类	万古霉素 去甲万古霉素 替考拉宁 达托霉素 硫酸多黏菌素B 甲磺酸多黏菌素E 硫酸多黏菌素E
喹诺酮类	诺氟沙星 左氧氟沙星

(续表)

抗菌药物类别	品种
喹诺酮类	环丙沙星 莫西沙星 奈诺沙星 西他沙星
磺胺类	复方磺胺甲噁唑
呋喃类	呋喃妥因
硝基咪唑类	甲硝唑 奥硝唑 左奥硝唑 替硝唑 吗啉硝唑
噁唑烷酮类	利奈唑胺 康替唑胺
磷霉素	磷霉素钠（注射剂） 磷霉素氨丁三醇
浅部抗真菌药物	特比萘芬
深部抗真菌药物	两性霉素B及脂质体 氟胞嘧啶 氟康唑 伊曲康唑 伏立康唑 泊沙康唑 艾沙康唑 卡泊芬净 米卡芬净

（三）规范β-内酰胺类抗菌药物皮试（10分）

（1）遵照《β-内酰胺类抗菌药物皮试指导原则》（10分）。

（2）未遵照《β-内酰胺类抗菌药物皮试指导原则》，由各科室自行决定（5分）。

（3）医院规定使用头孢菌素前必须进行头孢菌素皮试筛查（0分）。

二、细菌耐药权重指数

（一）标本质量分值（50分）

1. 标本来源（10分）

（1）门诊患者分离株所占比例（5分）。

- ≤5%（0分）
- ＞5%且≤10%（1分）
- ＞10%且≤15%（3分）
- ＞15%（5分）

（2）血液和脑脊液标本分离株来源占比（5分）。

- ≤5%（0分）
- ＞5%且≤10%（1分）
- ＞10%且≤15%（2分）
- ＞15%且≤20%（3分）
- ＞20%（5分）

2. 菌株数量（10分） 按全年菌株数量计算得分（需剔除同一患者分离的重复菌株，表4-2）。

表 4-2 二级医院、三级医院全年菌株数量评分（分）

三级医院（株/年）	得分	二级医院（株/年）	得分
＜300	0	＜100	0
300～1 000（含300）	3	100～300（含100）	3
1 000～2 000（含1 000）	5	300～800（含300）	5
2 000～4 000（含2 000）	7	800～1 500（含800）	7
≥4 000	10	≥1 500	10

3. 药敏品种合理性（30分）

以下常见细菌和抗菌药物组合以及耐药机制的检测纳入评分，每缺少1种药物或一个结果扣0.01分。

（1）大肠埃希菌/肺炎克雷伯菌：氨苄西林、哌拉西林-他唑巴坦、头孢唑林、头孢呋辛、头孢噻肟（或头孢曲松）、头孢他啶、头孢吡肟、阿米卡星、多黏菌素（黏菌素或多黏菌素B，CR菌株）、替加环素（CR菌株，中介或耐药菌株是否复核确认）、头孢他啶-阿维巴坦（CR菌株）。

（2）铜绿假单胞菌：哌拉西林-他唑巴坦、头孢他啶、头孢吡肟、阿米卡星、环丙沙星（或左氧氟沙星）、多黏菌素（黏菌素或多黏菌素B，CR菌株）和头孢他啶-阿维巴坦（CR菌株）。

（3）鲍曼不动杆菌：哌拉西林-他唑巴坦、头孢哌酮-舒巴坦、头孢他啶、头孢吡肟、阿米卡星、环丙沙星（或左氧氟沙星）、多黏菌素（黏菌素或多黏菌素B，CR菌株）和替加环素（CR菌株，中介或耐药菌株是否复核确认）。

（4）金黄色葡萄球菌：青霉素、头孢西丁（或苯唑西林）、红霉素、克林霉素、万古霉素、环丙沙星（或左氧氟沙星）。

（5）肺炎链球菌：头孢曲松/头孢噻肟、左氧氟沙星/莫西沙星、万古霉素、利奈唑胺、青霉素MIC[苯唑西林（OXA）无法预测时]。

（6）粪肠球菌：氨苄西林、高浓度庆大霉素/链霉素、万古霉素。

（7）流感嗜血杆菌和卡他莫拉菌：β-内酰胺酶。

（8）碳青霉烯类耐药肠杆菌目细菌：碳青霉烯酶的检测结果。

（二）耐药程度（50分）

1. 耐药率的评分标准等于上海市当年平均耐药率者得50分；超过平均耐药率者扣相应分数，低于平均耐药率者加相应分数（表4-3）。

2. 重点监测耐药菌的总评分每种耐药菌的权重得分 = 表4-3的得分 × 权重系数，总得分为6种耐药菌得分的总和，满分为50分（表4-4）。

表 4-3　每种重点监测耐药菌的评分（分）

超过平均耐药率扣分标准	得分	低于平均耐药率加分标准	得分
超≤10%扣10分	40	低≤10%加10分	60
超10%～≤20%扣20分	30	低10%～≤20%加20分	70
超20%～≤30%扣30分	20	低20%～≤30%加30分	80
超30%～≤40%扣40分	10	低30%～≤40%加40分	90
超＞40%扣完50分	0	低＞40%加满50分	100

表 4-4　重点监测耐药菌的权重系数及得分（分）

重点耐药菌	权重系数	表 4-3 得分	得分
MRSA	0.09		
VREFM	0.04		
CRKP	0.12		
CRPA	0.08		
CRAB	0.09		
3rdGC-R	0.08		
合计			

注：MRSA，甲氧西林耐药金葡菌；VREFM，万古霉素耐药屎肠球菌；CRKP，碳青霉烯类耐药肺炎克雷伯菌；CRPA，碳青霉烯类耐药铜绿假单胞菌；CRAB，碳青霉烯类耐药鲍曼不动杆菌；3rdGC-R，头孢噻肟/头孢曲松耐药大肠埃希菌。

三、抗菌药物使用权重指数

（一）基础分值（27分）

1. 参与抗菌药物临床应用监测与数据上报工作（12分）

（1）准时上报抗菌药物临床应用监测数据：完成得6分，超时扣3分。

（2）上报抗菌药物临床应用监测数据完整性：缺1小项扣1分。

2. 抗菌药物管理工作（15分）

（1）抗菌药物目录、临时采购备案及超品规备案（上海市临床药事质量控制中心回执）（4分）。

（2）抗菌药物临时采购品种与数量（4分）。

（3）抗菌药物专项点评及干预记录（4分）。

（4）抗感染临床药师参与会诊记录（3分）。

（二）综合性医院抗菌药物管理指标分值（20分）

（1）门诊患者抗菌药物使用率≤20%（5分）。

（2）急诊患者抗菌药物使用率≤40%（5分）。

（3）住院患者抗菌药物使用率≤60%（5分）。

（4）住院患者抗菌药物使用强度（≤40,得5分；>40且≤45,得4分；>45且≤50,得3分；>50且≤55,得2分；>55且≤60,得1分；>60,不得分）。

（三）重点监测抗菌药物分值（53分）

1. 每类（种）重点监测抗菌药物的评分

以每类（种）抗菌药物使用强度平均数为准,相近者得满分；超过平均数者扣相应分数；低于平均数者加相应分数（表4-5）。

表4-5 重点监测抗菌药物的评分

超过平均数者扣分标准	得分	低于平均数者加分	得分
超≤50%扣10分	40	低≤50%加10分	60
超50%且≤100%扣20分	30	低50%以上且≤100%加20分	70
超100%且≤150%扣30分	20	低100%以上且≤150%加30分	80
超150%且≤200%扣40分	10	低150%以上且≤200%加40分	90
超>200%扣完50分	0	低>200%加满50分	100

2. 重点监测抗菌药物的总分

每类(种)抗菌药物的权重得分 = 表4-5的得分 × 权重系数,总得分为5类(种)抗菌药物(表4-6)得分的总和(满分50分)。

表4-6　重点监测抗菌药物的权重与得分

重点抗菌药物类别	权重系数	表4-5得分	得分
替加环素	0.10		
碳青霉烯类	0.15		
酶抑制剂复方制剂	0.05		
第三代头孢菌素	0.10		
喹诺酮类	0.10		
合计			

3. 重点监测药物现场点评(3分)

随机抽取10份特殊使用抗菌药物患者病历及10份处方,重点对碳青霉烯类、替加环素、多黏菌素等特殊级抗菌药物的使用合理性及管理情况进行评分(3分,问题病例或处方1份扣0.3分)。

四、医院感染权重指数

(一)基础分值(20分)

1. 医院感染监测信息系统配备情况(10分)

根据国家卫生健康委和国家医院感染质量控制中心的规定,医疗机构应配备能进行感染病例及暴发预警、数据采集、数据统计分析功能的医院感染信息系统。满分10分,扣完为止。

(1)无信息系统,扣10分。

(2)有信息系统,但数据采集不规范,扣4分。

（3）有信息系统,但是无数据统计与分析功能,扣2分。

（4）抗菌药物信息系统不能区分治疗用药还是预防用药,扣2分。

2. 数据上报的情况：及时性及完整性（10分）

按照上海市院内感染质量控制中心要求,及时、完整上传医院感染相关监测数据。满分10分,扣完为止。

（1）每月每项数据未及时上报,扣2分。

（2）每月每项数据不完整,扣2分。

（二）监测权重分值（80分）

1. 3种导管相关感染发生率（20分）

防控导管相关血流感染（CLABSI）、呼吸机相关肺炎（VAP）以及导尿管相关尿路感染（CRUTI）可降低多重耐药菌的检出率,故上海市院内感染质量中心要求各医院根据国内外循证医学证据采取综合干预措施做好3种导管相关感染的防控。满分20分,扣完为止。

（1）VAP发生率（6分）：超过3例/千插管日,扣1分；超过5例/千插管日,扣2分；超过10例/千插管日,扣4分；超过15例/千插管日,扣6分。

（2）CRUTI发生率（6分）：超过1例/千插管日,扣1分；超过2例/千插管日,扣3分；超过5例/千插管日,扣6分。

（3）CLABSI发生率（8分）：超过0.5例/千插管日,扣2分；超过1例/千插管日,扣4分；超过2例/千插管日,扣8分。

2. Ⅰ类手术切口围手术期抗菌药物预防使用（12分）

（1）抗菌药物预防使用率（4分）：超过30%,扣1分；超过50%,扣2分；超过75%,扣4分。

（2）预防使用抗菌药物的时间（4分）：≥24 h的比例超过30%,扣1分；超过50%,扣2分；超过75%,扣4分。

（3）预防使用抗菌药物的品种（4分）：第一代头孢和第二代头孢（或联用硝基咪唑类）患者比例不足80%,扣1分；不足75%,扣2分；不足

50%,扣4分。

3. 血培养送检率（12分）

（1）下述3种病例中血培养送检率：① 发热（体温不低于38.5℃）同时伴肺炎；② 留置深静脉导管不短于2 d；③ 本次发热后曾送检痰培养的病例。

每一项满分3分：每项低于80%，扣1分；低于70%，扣2分；低于50%，扣3分。

（2）血培养两部位采血且每部位需氧+厌氧（新生儿除外）（3分）：低于80%，扣1分；低于70%，扣2分；低于60%，扣3分。

4. 手卫生依从性（12分）

（1）手卫生依从性（4分）：低于80%，扣1分；低于65%，扣2分；低于50%，扣4分。

（2）病区皂液和快速手消毒液耗量（4分）：低于17 ml/床日，扣1分；低于13 ml/床日，扣2分；低于10 ml/床日，扣4分。

（3）ICU皂液和快速手消毒液耗量（4分）：低于45 ml/床日，扣1分；低于20 ml/床日，扣2分；低于15 ml/床日，扣4分。

5. 治疗使用抗菌药物前病原学送检率（16分）

包括细菌培养、真菌培养等能明确病原体种属的检验方法

（1）合计：低于50%，扣2分；低于40%，扣4分；低于30%，扣6分。

（2）医院感染病例：低于90%，扣2分；低于80%，扣4分；低于70%，扣6分。

（3）联用两种以上重点药物：低于100%，扣2分；低于90%，扣4分。

6. ICU开展CRE主动筛查情况（8分）

全部ICU（CCU等无CRE检出的ICU除外）均常规开展，不扣分；部分ICU常规开展或全部ICU开展但非常规，扣4分；全部ICU均未常规开展，扣8分。